Frank Seefelder: **Kopfschmerzen und Migräne**

ganzheitlich selbst behandeln

Leitfaden Chinesische Eigentherapie

BAND 5

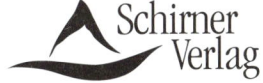

Über das Buch

Im fünften Band der Reihe widmet sich Frank Seefelder dem Thema Kopfschmerzen und Migräne als Folgen der stetig wachsenden Stressbelastung. Stress vorzubeugen führt daher auch zu einem verringerten Auftreten der Schmerzen. Ein umfangreiches Kapitel zur Stressprävention hilft dem Leser dabei, umzudenken und auf die Zeichen seines Körpers zu hören. Die Eigentherapievorschläge in diesem Buch konzentrieren sich auf Selbstmassagen und Akupressurübungen. Mit diesen Übungen lernt der Leser, seine Schmerzen zu lokalisieren und sich bei akuten Beschwerden selbst zu helfen. Alltagstaugliche Programme aus Qigong-Bewegungsübungen, Entspannungsmeditationen und Tipps zur Ernährung runden das ganzheitliche Konzept ab und können dabei helfen, wieder schmerz- und angstfrei zu leben.

Über den Autor

Frank Seefelder, Jahrgang 1959, lebt in Frankfurt am Main, ist Seminarleiter und arbeitet als TCM-Lehrer und Entspannungspädagoge. Seit vielen Jahren unterrichtet er das klassische Taijiquan des Wu-Stils und ist auf besondere Krankheitssymptome und deren Behandlung durch ganzheitliche Methoden wie Qigong, Massage und altchinesische Diätetik spezialisiert.

Besuchen Sie den Autor auf seiner Homepage unter:
www.frankseefelder.de

Frank Seefelder

Kopfschmerzen und Migräne

ganzheitlich
selbst behandeln

Leitfaden
Chinesische Eigentherapie

BAND 5

Leitfaden Chinesische Eigentherapie

ISBN 978-3-89767-931-3

Frank Seefelder:
Kopfschmerzen und Migräne
ganzheitlich selbst behandeln
Leitfaden Chinesische Eigentherapie, Band 5:
Copyright © 2010
Schirner Verlag, Darmstadt

Umschlag: Murat Karaçay, Schirner
Fotografien: Sabine Grothues, Düsseldorf,
website: www.foto-grothues.de
Redaktion: Katja Hiller, Schirner
Satz: Sebastian Carl, Amerang
Printed by: FINIDR, Czech Republic

www.schirner.com

1. Auflage 2010

Alle Rechte der Verbreitung, auch durch Funk, Fernsehen und sonstige Kommunikationsmittel, fotomechanische oder vertonte Wiedergabe sowie des auszugsweisen Nachdrucks vorbehalten

Inhalt

Vorwort	7
Einleitung	9
Das Gehirn – Herr der Wahrnehmung	9
Grundsätzliches zur Arbeitsweise des Gehirns	11
Die »Intelligenzbestie« Mensch	13
Zwei Erfolg versprechende Lernwege	15
Geheimakte »Kopfschmerz und Migräne«	18
Unterschiedliche Kopfschmerzarten und ihre Auslöser	18
»Normale« Kopfschmerzen	18
Spannungskopfschmerzen	19
Migräne	20
Clusterkopfschmerzen	21
Schmerzmittelkopfschmerzen	21
Sekundäre Kopfschmerzen	21
Psychosomatische Komponenten	22
Migräne bei Frauen	23
Der künstlerische Aspekt der Migräne	24
Sexualität und Kopfschmerzen	25
Historische Behandlungsmethoden – nichts für schwache Nerven	26
Kopfschmerzen im Vergleich	28
Stress	31
Die Biologie des Stresses	32
Stressauslöser	33
Stressphasen und ihre mentalen Auswirkungen	37
Begeisterung	37
Stagnation und Stillstand	38
Enttäuschung	39
Lethargie und Apathie	39
Falsche Abwehrstrategien	40
Auswirkungen von Stress	44
Anzeichen einer kurzfristigen Überlastung	50
Richtige Abwehrstrategien	55
Ideenwerkstatt	55
Geben Sie Ihrem Stress einen anderen Namen	60

Die Kraft der Gedanken ... 63
    Das Beispiel mit dem Brett ... 64
    Mentaltraining ... 67
    Glaubenssätze ... 68
    Affirmationen ... 69
    Führen Sie Selbstgespräche, aber richtig ... 69
    Wenn Worte Stress bereiten ... 70

Gesundheitsphilosophie und Methoden der chinesischen Heilkunde ... 73
    Die Ganzheit ... 73
    Yin und Yang ... 74
    Die Schätze des Menschen ... 76
    Die klimatischen Einflüsse ... 78
    Eine ungewöhnliche Körperreise ... 80
    Methoden der chinesischen Medizin ... 107
        Qigong ... 107
        Meditation ... 115
        Akupressur und Selbstmassage ... 116
        Ernährung ... 117

Diagnose auf Chinesisch ... 123

Kopfschmerzen und Migräne aus chinesischer Sicht ... 129
    Kopfschmerzen aus chinesischer Sicht ... 130
    Kopfschmerzprävention ... 132
    Kopfschmerzen nach dem Ort des Auftretens ... 133
    Kopfschmerzen mit bestimmten Auslösern ... 133

Eigentherapie ... 135
    Qigong ... 135
    Entspannung ... 135
    Massage/ Akupressur ... 146
    Ernährung ... 168
    Erste Hilfe bei Migräne ... 171

Ihre 2-Wochen-Eigentherapiepläne ... 174

Sonderteil – Wenn Kinder sich den Kopf zerbrechen ... 189

Fachchinesisch ... 198

Übungsverzeichnis ... 202

Register ... 203

Literaturverzeichnis ... 206

Haftungsausschluss ... 207

Vorwort

Im Vergleich zu unserem gesamten Körper ist der Kopf ein recht kleiner Bereich, der uns aber ganz erhebliche Probleme bereiten kann. Ein »Gewitter« im Kopf kann unsere Lebensqualität erheblich einschränken und sogar bis zur selbst verordneten Bewegungslosigkeit führen. Das Gehirn ist nun einmal unsere zentrale Schaltstelle, die alles in und um uns herum registriert und bewertet und alle erforderlichen Maßnahmen einleitet, damit wir in jeder Sekunde sicher sind. Weder Bauch noch Herz lösen Gefühle aus, dies geschieht allein im Gehirn. Wenn wir uns freuen und lachen oder traurig sind und weinen – alles ist reine Kopfsache. Wenn man bedenkt, dass das Gehirn selbst eine der wenigen Körperregionen ist, die gar keine Schmerzempfindung auslösen können, sind Kopfschmerzen schon ein Phänomen.

Die Zahl der Kopfschmerzgeplagten ist sehr hoch. Je stärker wir uns eigenem und fremdem Leistungsdruck aussetzen oder ausgesetzt fühlen, desto eher können wir erkranken. Dies ist auch ein erster Ansatz zur Prävention von Kopfschmerzen. Stressvermeidung durch Problemlösung ist nur eine Möglichkeit, mit der Sie in diesem Buch vertraut gemacht werden.

Außerdem finden Sie viele Maßnahmen gegen Migräneattacken und Kopfschmerzen. Die chinesische Heilkunde hält mit den Bewegungsübungen und Meditationen des Qigong, den Massage- und Akupressuranwendungen und einer Anpassung der Ernährungsgewohnheiten einen großen Schatz an Selbsthilfemöglichkeiten für Sie bereit. In der Praxis erprobt und für den Alltag tauglich, können diese Übungen und Tipps Ihnen auf ganz natürliche Art und Weise helfen, Ihre Lebensqualität nachhaltig zu verbessern.

Sie werden erkennen, dass Sie selbst Ihr bestes Heilmittel sind. Rituale vermitteln Ihnen nicht nur Sicherheit, sondern regelmäßig ausgeführte und zielgerichtet auf den Kopfschmerz ausgerichtete Übungen können Ihren Organismus auch in die Lage versetzen, die körpereigenen Selbsthilfepotenziale zu entfalten. Legen Sie Ihre »Kopflast« ab, damit Sie wieder unbeschwert durch Ihr Leben gehen.

Ich wünsche Ihnen viel Erfolg bei diesem Vorhaben, das gar nicht so unerreichbar ist, wie es Ihnen jetzt vielleicht noch erscheinen mag. Darum soll Sie bereits an dieser Stelle ein erster und leicht umzusetzender Tipp ermuntern, selbst etwas für die Vorbeugung gegen Kopfschmerzen zu tun: Kochen Sie einige dünne Scheiben frischen Ingwer etwa zehn Minuten in einem halben Liter Wasser. Geben Sie in diesen Ingwertee braunen Zucker, und fertig ist eine wohlschmeckende »Medizin«, die sich günstig auf »Milz«, »Magen« und – vor allem bei Kopfschmerzen wichtig – auf die »Leber« auswirkt. Trinken Sie diesen Tee am besten heiß zum Start in den Tag. Bei Kopfschmerzen liegen aus chinesischer Sicht z. B. ein Energiemangel im Funktionskreis »Milz« und ein Aufsteigen der Yang-Energie des Leber-Meridians bei gleichzeitig behindertem Energiefluss im Leber-Meridian vor. Außerdem besteht ein disharmonisches Verhältnis im Funktionskreis »Leber«. Aus diesem Grund wirkt Ingwertee bei Kopfschmerzgeplagten so positiv.

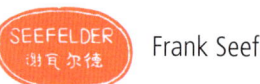 Frank Seefelder

Einleitung

Im menschlichen Körper existiert kein vergleichbarer Bereich, in dem Schmerzen so unterschiedlich häufig und ausgeprägt auftreten können wie im Bereich des Kopfes. Die Weltgesundheitsorganisation (WHO) hat sogar eine Liste von 243 unterschiedlichen Arten und Formen dieses Schmerzes erstellt.[1] Um das Thema »Kopfschmerzen« verstehen zu können, sollten Sie über einige Grundfunktionen des Gehirns informiert sein.

Das Gehirn – Herr der Wahrnehmung

Nicht die Sinne machen die Sinneseindrücke für uns erfahrbar, es ist das Gehirn, das den Informationen einen Sinn gibt. Mit etwa drei Pfund Gewicht ist das Gehirn nicht das größte und schwerste Organ, aber die Kommandozentrale des Menschen. Es liegt eingebettet in einem Schutzmantel aus Wasser, damit Erschütterungen am Kopf keinen Schaden am Gehirn anrichten können. Unser Gehirn ist nicht nur der Herr der Wahrnehmung, es steuert auch zentral alle Funktionen des Körpers. Aber seine Arbeitsweise ist wissenschaftlich noch lange nicht vollständig erforscht.

Hippokrates bezeichnete das Gehirn als »die größte Macht des Menschen«. Es lässt Gefühle zu einer erlebbaren Realität werden. Emotionen entwickeln sich nicht im Bauch, wie der Volksmund sagt, sondern im Gehirn. Freude, Lachen, Entzücken, Schmerz oder Angst werden erst im Gehirn zu einem realen Gefühl. Das menschliche Gehirn vollbringt dabei Leistungen, die weit über der Leistungskraft der Gehirne

---

1 Vgl. Anika Geister: Unheilvolle Kaskade. In: Stern. gesund leben. Nr. 3/2008, S. 21f.

von Tieren stehen, und es ist fähig, über Erfahrungen nachzudenken, die uns nicht selbst betreffen. Über die Stärke unseres Willens können wir uns, zumindest in vielen Bereichen, selbst kontrollieren.

Über die Funktion des Gehirns gibt es verschiedene Thesen. Das Leben der Menschen ist vom Wechselspiel und der Funktion der Neuronen und Nukleotide[2] bestimmt. Alle Abläufe sind gewissermaßen vorbestimmt, und willentliche Entscheidungen finden eigentlich gar nicht statt, obwohl wir daran fest glauben. Das menschliche Gehirn ist so leistungsfähig, weil sich diese Leistung im Rahmen der Evolution immer weiter verbessert hat, das Stammhirn hat sich entsprechend geprägt. Durch Erfahrung entwickelte es die besondere Fähigkeit des Lernens und auch das Wissen zur Kontrolle des eigenen Handelns. Das Gehirn ist demnach nicht nur der Supercomputer, als der es oft angesehen wird, es ist die Schaltzentrale, die unsere Intuition Wirklichkeit werden lässt. Der Wille ist nicht so bedeutend, wie wir allgemein vermuten. Ich denke, dass jeder Mensch einem bestimmten Lebensweg folgt, einem unbekannten, aber feststehenden Plan. Auf dieser Reise haben wir die Möglichkeiten zur Mitbestimmung, wir sind der Prophezeiung unseres Lebens nicht ausgeliefert. Wir gestalten unser Leben an guten und an schlechten Tagen und können durch unsere Gedanken und eine ganzheitlich gesunde Lebenseinstellung vieles zum Guten wenden.

Die Sinnesorgane nehmen dabei die Informationen der Außenwelt auf, sie verarbeiten sie aber nicht: Die Haut fühlt zwar, kann aber nichts spüren. Sie sind nur Reizempfänger und nehmen sowohl wichtige als auch belanglose Informationen auf. Dann wandeln sie diese Informationen in elektrische Impulse um. Dieses elektrische Blitzgewitter kommt im Gehirn an und wird dort verarbeitet. Erst das Gehirn macht z. B. aus dem akustischen Signal eine Opernarie, aus dem optischen Reiz eine Rose oder aus dem Impuls der Riechknospen einen Lavendelduft. Wenn wir etwas wis-

---

2   Nukleotide sind Moleküle, die im genetischen Code Verwendung finden und auch Bestandteile der DNA sind.

sen, haben wir zuvor eine Erfahrung gemacht, die sich das Gehirn eingeprägt hat. Wissen basiert auf Erfahrungen und auf der Speicherung von Informationen. Bei der Geburt verfügen wir nur über ein fundamentales Wissen. Wir atmen, haben Hunger und Durst und können Laute von uns geben, um uns der Umwelt in irgendeiner Form mitzuteilen und für Aufmerksamkeit zu sorgen.

Grundsätzliches zur Arbeitsweise des Gehirns

Das Gedächtnis spielt in unserem Leben eine entscheidende Rolle. Wir werden in eine Welt geboren, in der Geräusche, Gerüche und optische Signale dominieren. Aus der Dunkelheit des Mutterleibs gelangen wir in ein Universum, das von Licht und Reflexionen bestimmt ist. Alles ist neu, alles will erlebt werden. Was schmeckt salzig, was ist kalt oder zu warm; das alles müssen wir noch lernen. Wir erkunden die Welt in einer Art und Weise, die die Eltern manchmal an den Rand des Wahnsinns treiben kann. Die Zuwendung durch Erwachsene bringt uns Berührungen und Töne bei, und wir lernen, Gesichtszüge zu deuten. Jede neue Erfahrung prägt sich im Gehirn ein, die Bewusstseinsbildung setzt ein. Erst etwa im dritten Lebensjahr haben Kinder begriffen, dass sie ein eigenes Individuum sind und ihre Wünsche nicht zwangsläufig mit denen anderer Menschen übereinstimmen müssen.

Durch Lernen und Erfahren, durch Erfolg und Misserfolg nimmt das Gedächtnis immer mehr Informationen auf. Das Gehirn vergleicht vorhandene Daten mit den neuen Informationen, es bewertet und entwertet. Nur durch das Loslassen unwichtiger Informationen bleibt im Gedächtnis ausreichend Platz für die wichtigen Dinge des Lebens. Manche Handlungen prägen sich uns so ein, dass wir sie wie automatisch tätigen. Stellen Sie sich vor, dass Sie sich wie in der ersten Fahrstunde immer wieder neu konzentrieren müssten: »Erst kuppeln, dann schalten.« Das Wahrnehmungsvermögen wird besonders in den ersten Lebensjahren entwickelt und geprägt.

Aus diesem Grund müssen Erkrankungen der Sinnesorgane im frühkindlichen Alter schnellstmöglich behandelt werden. Waren die Sinne in der Zeit ihrer Prägung nicht voll aufnahme- und leistungsfähig, wird sich diese Schwäche ein Leben lang zeigen. Dem Gedächtnis, den Erfahrungen und der Speicherung von Informationen wird in unserer geistigen Entwicklung ein hoher Stellenwert beigemessen. Aber wann erreicht eine Information unser Gedächtnis? Wann gelangt die Information in das Kurzzeitgedächtnis und wann fließt sie in das Langzeitgedächtnis über und lässt sich dann immer wieder abrufen?

Langschläfer sind klüger?! Ob diese provokante Aussage zutrifft, werden Sie noch erfahren. Stellen Sie sich zuerst einmal die Frage nach dem Sinn des Schlafens. Unser Organismus ist so eingerichtet, dass er dann bestimmte aktivierende Hormone wie das Cortisol weniger stark produziert, damit wir in einen Ruhezustand fallen können. Wenn die Muskeln Ruhe brauchen, wechselt das Gehirn in einen »Stand-by-Modus«. In dieser Zeit erholt sich der Körper und aktiviert die Selbstheilungspotenziale. In der Wissenschaft gibt es keine einstimmige Theorie zu den Gründen des menschlichen Schlafs. Anerkannt ist aber, dass wir im Schlaf lernen. Im Schlaf werden die täglichen Eindrücke, die Erlebnisse und das Gelernte verarbeitet und gespeichert. Das Gehirn sortiert dann das Wichtige vom Unwichtigen. Die Dauer des Schlafs hat dabei keinen Einfluss auf das Lernen, sondern die Qualität dieser intensiven Auszeit bestimmt das Ergebnis. Bei Schlafentzug verschlechtern sich nicht nur die geistigen Fähigkeiten, es können auch gravierende gesundheitliche Probleme hinzukommen, weil das Immunsystem schwächer wird. Das Gehirn schläft nicht, es arbeitet Tag und Nacht.

Es gibt zwei Arten des Lernens: Wir lernen eine Situation kurzfristig kennen oder werden immer wieder mit ihr konfrontiert. Die Dauer und die Intensität eines Ereignisses sind die Faktoren, die dazu führen, dass sich unser Gehirn eine Erfahrung merkt. Dabei arbeitet es ökonomisch, es erfindet die Welt nicht jeden Tag neu. Zur Einordnung und Bewertung von Situationen greift es auf den Fundus an Erfahrungen und gespeicherten Informationen zurück. Es vergleicht diese blitzschnell mit der neuen Situation. Bei hochintelligenten Menschen scheint das Gehirn noch sparsamer zu arbeiten, weniger Hirnareale werden in die Lösung eines Problems einbezogen.

Die »Intelligenzbestie« Mensch

Wenn wir uns mit der Funktion des Gehirns und dem Lernen befassen, treffen wir auch auf den Begriff »Intelligenz«. Sie kennen diesen Begriff sicherlich, aber wissen Sie, was die Intelligenz ist?

Lassen Sie sich ruhig etwas Zeit mit der Beantwortung dieser Frage. Ich habe mir diese Zeit auch genommen, vieles geschrieben und doch wieder verworfen. Damit ich Ihnen eine Vorstellung von Intelligenz vermitteln kann, überlegen Sie sich die Antworten auf die folgenden Fragen:

1. Bedeutet Intelligenz eine schnelle Auffassungsgabe von Einzelinformationen?
2. Ist derjenige intelligent, der schnell Lösungen für Probleme findet?
3. Ist derjenige intelligent, der komplexe Zusammenhänge und Vorgänge erkennt?
4. Ist schnelles und richtiges Handeln ein Zeichen für Intelligenz?
5. Ist derjenige intelligent, der schnell Neues lernt?

Wenn Sie alle Fragen bejaht haben, haben Sie die grundsätzlichen Fähigkeiten erkannt, die in der Gesamtheit die Intelligenz bestimmen.[3] »Intelligenz« ist ein Sammelbegriff für die Fähigkeit, Teilinformationen schnell aufzunehmen und bei komplexen Ereignissen die Details nicht aus den Augen zu verlieren. Wer dann noch

---

3 Vgl. M. Herr, S. Junge, Daniele Palu. Frederike Schön: Die seltsamen Wege der Intelligenz. In: Welt der Wunder. Nr. 4/2008, S. 61.

ohne lange Bedenkzeit dazu in der Lage ist, eine klare Strategie für sich selbst und eine logische Handlungsweise zu finden, gilt als intelligent. Die wahre Intelligenz vollendet sich in der Kommunikation, in der Sprache, die der Umwelt das Ergebnis eines intelligenten Denkprozesses verständlich machen kann. In den einzelnen Aspekten erkennen Sie Fähigkeiten, die viele Menschen und sicherlich auch Sie selbst besitzen. Je mehr Faktoren ineinandergreifen, desto intelligenter ist der Mensch. Intelligenz setzt nicht immer, aber oft, ein bestimmtes Maß an Wissen voraus. Sie haben bereits gelesen, dass unser Gehirn eines der größten Wunder dieser Welt ist, weil es eine große Flut an neuen Informationen in kürzester Zeit mit gespeicherten Daten abgleichen kann. Wenn Informationen im Speicher fehlen, kann dieser Abgleich nicht vollzogen und ein fundiertes Ergebnis nicht gefunden werden. Die Intelligenz spiegelt das natürliche Wesen des Menschen wider: die Ganzheit. Detailinformationen werden im Gehirn erst zu einem Ganzen zusammengesetzt, bevor ein Ergebnis entstehen kann.

Treffen wir auf einen Zusammenhang des Ganzen, den es zu bewerten gilt, leistet das Gehirn einen Arbeitsschritt mehr. Es abstrahiert die bereits komplexe Information in ihre Einzelheiten und setzt dann ein neues Gesamtbild zusammen, das als Entscheidung in das Bewusstsein weitergeleitet wird. Der entscheidende Faktor bei der Bewertung von Intelligenz ist die Zeit. »Intelligenzbestien« schaffen Bewertungen in Sekundenbruchteilen, wofür andere Menschen Minuten oder Stunden brauchen.

Wissen Sie schon, ob derjenige intelligent ist, der schnell Neues lernen kann? Das Wissen ist eine wichtige Grundlage für Intelligenz, aber ein hoch spezialisiertes Fachwissen lässt nicht zwangsläufig auf Intelligenz schließen. Eine schnelle Auffassungsgabe und die Fähigkeit, Erfahrenes auch abrufbereit zu halten, lassen sich trainieren. Die richtige Lerntechnik ist daher wichtig, um das notwendige Wissen für den Informationsabgleich in möglichst kurzer Zeit zu erlangen. Bevor Sie erfahren, wie das Lernen funktionieren kann, sollten Sie wissen, wie es nicht funktioniert.

Im Stress schaltet unser Körper auf Kampfbereitschaft oder Fluchtverhalten um. Die Anspannung, die unser Überleben in Gefahrensituationen sichert, breitet sich über den ganzen Körper aus. Auch das Gehirn bleibt davon nicht unberührt. Es ist auf die Gefahr fokussiert, und wir werden im Denkprozess unflexibel. Das Lernverhalten ist auf Ganzheitlichkeit ausgerichtet. Unter massivem Druck lässt sich also im wahrsten Sinne nur schwer lernen. Anforderungen und gewünschte Ergebnisse unter Stress zu erreichen, scheitert an den Abläufen im Gehirn.

Zwei Erfolg versprechende Lernwege

Nun möchte ich Ihnen zwei kurze, sinnvolle und äußerst erfolgreiche Wege zeigen, wie Sie sich Wissen aneignen können.[4] Berührungen erzeugen Geborgenheit, sie lassen uns entspannen und loslassen. Diese Lockerheit fördert letztlich die Auffassungsgabe und die Lernfähigkeit. Dieser Lernweg ist sinnlich und für alle Beteiligten sehr angenehm, aber er funktioniert nur in einem begrenzten Zeitfenster, der frühen Kindheit.

Was geschieht beim Streicheln im Gehirn?

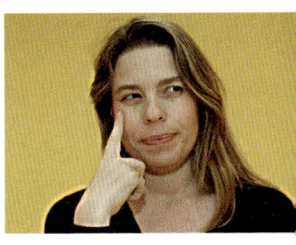

Neuronen, die Nervenzellen im Gehirn, verbinden sich beim Streicheln zu Netzwerken. Je komplexer diese Systeme werden, desto größer ist die Chance, dass der Mensch intelligent wird. Jeder Mensch existiert als ganzheitliches Wesen. Sprache, Analysefähigkeit und die Verknüpfung von Gedankenblitzen zu komplexen Gedanken führen hin zur Intelligenz. Die Neuronennetze ermöglichen und unterstützen diese Entwicklung, wenn sie entsprechend ausgebildet wurden.

---

4 Vgl. ebd., S. 57.

Neben dieser emotional-mentalen Grundausstattung gibt es eine weitere, sehr erfolgreiche Methode des Lernens: Auch die Musik hilft uns dabei, intelligenter zu werden. Musik ist eine der schönsten Nebensachen der Welt.

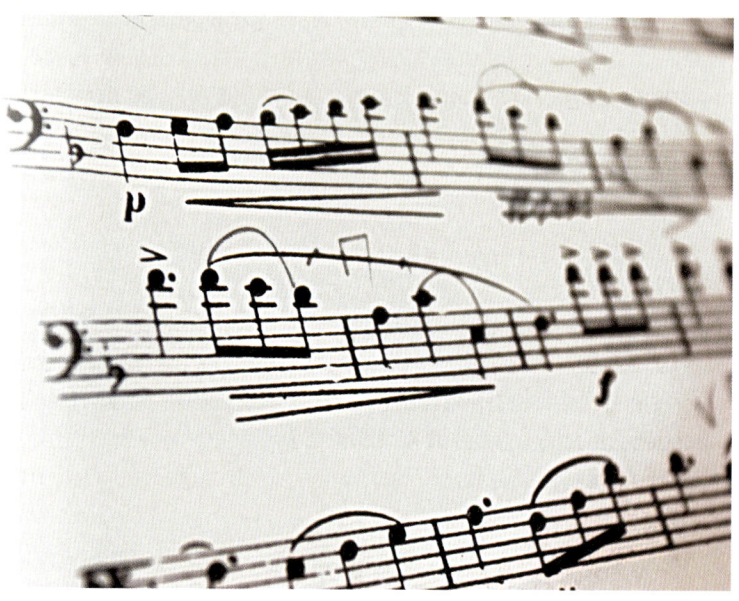

Stellen Sie sich einmal eine Welt ohne Musik vor, ohne Radio oder ohne die die Handlung eines Films untermalenden Klänge! Die Welt der Musik ist eine Welt der Gefühle. Nichts spricht uns intensiver an als die Töne, die wir hören. Ihre Botschaften breiten sich im Kopf blitzschnell aus und können für höchstes Wohlbefinden und Entspannung sorgen. Töne können Emotionen auslösen, die vom Lachen bis zum Weinen reichen, aber auch Trauer oder Aggressionen erzeugen, wenn sie z. B. unangenehme Erinnerungen wachrufen. Es gibt »das Lied«, das wir mit dem ersten Kuss verbinden, oder »den Song«, der uns in der Pubertät durch die Höhen und Tiefen des Erwachsenwerdens begleitet hat. Beide Erinnerungen wecken noch Jahre später die Gefühle von damals zum Leben und zaubern uns ein Lächeln auf das Gesicht.

Die besondere Wirkung von Musik entfaltet sich, weil die Musik das gesamte Gehirn erreicht. Auch Bereiche, die für die Produktion von »Glückshormonen« zuständig sind, werden stimuliert. Musik kann daher wie eine Droge wirken. Außerdem schaltet sie die »Angstzentrale« aus. Zusammenfassend ermöglicht Musik:

→ Entspannung sowie ein entspanntes Lernen und bereitwilliges Erfahren von Neuem,
→ eine optimale Aktivierung vieler Gehirnregionen, sodass das kreative Lernen unterstützt wird,
→ ein angstfreies Lernen.

Musik ist Training für das Gehirn. Bei Musikern wird diese Fähigkeit stärker gefördert als bei den Hörern von Musik, trotzdem löst allein das konzentrierte Zuhören schon einen Entwicklungsprozess im Gehirn aus. Wenn Sie also der Musik nicht völlig abgeneigt sind, nutzen Sie diese einfache Möglichkeit, Ihr Gehirn zu aktivieren.

Geheimakte »Kopfschmerz und Migräne«

Unterschiedliche Kopfschmerzarten und ihre Auslöser

Die bekanntesten Vertreter der Kopfschmerzen sind die **normalen Kopfschmerzen,** unter denen die meisten Menschen von Zeit zu Zeit leiden. Man geht davon aus, dass fast jeder Mensch irgendwann in seinem Leben Kopfschmerzen selbst einmal erfahren hat. Außerdem gibt es **Spannungskopfschmerzen,** von denen allein etwa 2,4 Millionen Deutsche chronisch betroffen sind und etwa 30 Millionen Menschen, die zeitweise unter diesen Kopfschmerzen leiden. Auch die **Migräne** mit 11 Millionen Betroffenen[5], die **Schmerzmittelkopfschmerzen,** die **sekundären Kopfschmerzen** und die eher seltenen **Clusterkopfschmerzen** gehören zu den am häufigsten auftretenden Formen.

»Normale« Kopfschmerzen

Normale Kopfschmerzen gelten nicht wie anderen Kopfschmerzarten als eigenständiges Krankheitsbild, sondern sie werden lediglich als Befindlichkeitsstörung eingeordnet, die sich relativ leicht korrigieren lässt. Weil diese Schmerzen nur sporadisch auftreten, werden sie auch als episodische Kopfschmerzen bezeichnet. Die Beschwerden werden dabei in beiden Gehirnhälften wahrgenommen und als drückend

---

5   Alle Zahlen vgl. Anika Geister: Die Höllen-Zone. In: Stern. gesund leben. Nr. 3/2008, S. 16. Die teils großen Abweichungen bei den Statistikzahlen lassen sich wie folgt erklären: Je nach Angabe wird zwischen chronischem oder zeitweisem Schmerz unterschieden. Außerdem ist aufgrund des großen Anteils an Selbstmedikamentierung in diesem Bereich von einer großen Dunkelziffer auszugehen.

oder dumpf beschrieben. Ein blutverdünnendes Medikament oder auch ausreichend frische Luft können hier schon Abhilfe schaffen. In den meisten Fällen verschwindet der Schmerz so schnell, wie er gekommen ist. Aus diesem Grund prägt unser Körper sich diese Schmerzen nicht im »Schmerzgedächtnis« ein. Das sieht bei den folgenden Schmerzerkrankungen ganz anders aus. Sie versetzen die Betroffenen schon vor dem eigentlichen Auftreten in Angst vor dem nächsten Anfall.

Spannungskopfschmerzen

Der Begriff Spannungskopfschmerzen leitet sich davon ab, dass man früher angenommen hat, dass diese Schmerzen von einer Verspannung der Halswirbelsäule verursacht werden. Muskelverspannungen, aber auch körperliche Fehlhaltungen können diese Schmerzen auslösen. Doch auch Auswirkungen von Stress, z. B. Überforderung, Existenzängste und Konflikte verursachen diese Reaktion des Körpers.

Die Grenze zwischen normalen Kopfschmerzen und Spannungskopfschmerzen verläuft fließend, weil auch diese Beschwerden auf beiden Seiten des Kopfes auftreten können. Allerdings ist hier auch ein einseitiges Schmerzempfinden möglich. Die Häufigkeit des Auftretens der Kopfschmerzen lässt die Befindlichkeitsstörung zu einem eigenständigen Krankheitsbild werden. Wenn Schmerzen an bis zu 14 Tagen im Monat auftreten, spricht der Mediziner von normalen Kopfschmerzen. Treten die Schmerzen noch häufiger auf, werden sie als Spannungskopfschmerzen diagnostiziert. Sollten sie sogar häufiger als an 180 Tagen im Jahr wahrnehmbar sein, liegt eine chronische Erkrankung vor. Diese chronischen Kopfschmerzen haben sich verselbständigt und können auftreten, ohne dass es für sie eine erkennbare Ursache gibt.

Spannungskopfschmerzen fühlen sich an, als wäre der Kopf eingeschnürt oder als würde er in einem Schraubstock stecken. Die Intensität der Schmerzen wird dabei als relativ gering bewertet. Manche Betroffene klagen auch über ein Gefühl der

Benommenheit. Die Dauer der Schmerzen kann ebenfalls variieren, von nur wenigen Minuten bis tagelang anhaltend. Besonders unangenehm sind die Begleiterscheinungen diese Schmerzform wie z. B. dauerhafte Anspannung und Verhärtung der Muskulatur im Nacken- und Schulterbereich, eine hohe Empfindlichkeit der Haut im Gesicht. Außerdem können auch Schlafstörungen und eine starke Sensibilität gegenüber Licht oder Lärm auftreten. Diese Schmerzen werden bereits in das »Schmerzgedächtnis« des Gehirns aufgenommen. Die Angst vor dem nächsten Anfall schränkt dann die Lebensqualität der Betroffenen erheblich ein.

Migräne

Eine deutliche Steigerung erfährt der Kopfschmerz, wenn er sich zur Migräne entwickelt hat. Die Migräne ist nicht nur eine Befindlichkeitsstörung, sie setzt den Erkrankten mit pochenden, stechenden oder auch pulsierenden Schmerzen, die meist nur einseitig auftreten und im Verlauf des Anfalls auch die Seite wechseln, oft komplett außer Gefecht. Im Gegensatz zu Spannungskopfschmerzen schickt die Migräne Vorboten aus, die die Betroffenen warnen. Dies nützt ihnen jedoch nur bedingt etwas, denn meistens können sie dem Anfall dann nicht mehr ausweichen. Auf S. 171ff. finden Sie drei Tipps, wie Sie durch regelmäßige Übung einer Attacke vorbeugen können. Typische Vorboten sind ein rapider Abfall der Konzentration, »Heißhunger« auf Süßes, eine depressive Stimmung oder eine gesteigerte Reizbarkeit. Die niedrige Schwelle zu Zornesausbrüchen ist dabei eine Brücke zur chinesischen Heilkunde. Dazu erfahren Sie mehr im Kapitel »Kopfschmerzformen aus chinesischer Sicht« (ab S. 130).

Bewegung wirkt sich während der Anfälle stark schmerzsteigernd aus. Wie bei den Spannungskopfschmerzen können auch bei einem Migräneanfall, der zwischen vier und qualvollen 72 Stunden andauern kann, unangenehme Nebenwirkungen auftreten, z. B. eine starke Licht- und Lärmempfindlichkeit, Übelkeit, Erbrechen oder auch

Appetitlosigkeit. Viele Migränepatienten suchen deshalb dunkle und ruhige Räume auf, um die Attacke zu lindern. Es gibt viele Auslöser für die Migräne, aber vor allem Stress ist allgemein anerkannt. Aufregung, Überforderung, Frustration, starke Trauer oder Freude, aber auch eine depressive Stimmungslage können Migräne begünstigen. Auch eine Umstellung des gewohnten Lebensrhythmus kann die Anfälle auslösen.

Clusterkopfschmerzen

Clusterkopfschmerzen sind eine viel seltenere Form der Kopfschmerzen. Die Betroffenen empfinden dabei unerträgliche Schmerzen. Diese werden von ihnen so wahrgenommen, als würde ihnen ein Messer ins Auge gestochen oder als würden glühende Nadeln den Augapfel durchbohren. Clusterkopfschmerzen werden nicht von Stress verursacht, sondern von einer Entzündung der Venen hinter dem Auge.

Schmerzmittelkopfschmerzen

Diese Form kann durch die lange und regelmäßige Einnahme von Schmerzmitteln auftreten, so widersinnig das auch erscheinen mag. Oft liegt ihnen ein Teufelskreis zugrunde: Der Betroffene fürchtet sich vor den Schmerzen und nimmt ein Schmerzmittel ein. Auf Dauer gesehen, führt dies allerdings dazu, dass sich die »Messstationen« im Gehirn, die für die Schmerzreize zuständig sind, verstellen, und Kopfschmerzen treten auf. Je nach Ausprägung können die Schmerzmittelkopfschmerzen zwischen den Symptomen des Spannungskopfschmerzes und denen der Migräne wechseln.

Sekundäre Kopfschmerzen

Sekundäre Kopfschmerzen sind kein eigenständiges Krankheitsbild. Sie werden von anderen Erkrankungen verursacht wie z. B. Bluthochdruck, Durchblutungsstörungen oder auch Verletzungen des Kopfes. Stress, Überlastung oder auch Depressionen gelten ebenfalls als Auslöser. Sekundäre Kopfschmerzen können auf Infekten, inneren Erkrankungen, Gehirnerkrankungen und Verletzungen basieren und sind daher sehr unterschiedlich.

Psychosomatische Komponenten

Mit den Redewendungen »mir platzt der Kopf«, »das halte ich im Kopf nicht aus«, »ich weiß nicht, wo mir der Kopf steht«, »ich renne kopflos durch die Gegend«, »kopflastige Menschen«, »das bereitet mir Kopfzerbrechen« oder »das ist ein Hirngespinst« beschreiben wir intuitiv, was uns in bestimmten Situationen bewegt oder – im wahrsten Sinne des Wortes – durch den Kopf geht. Wenn ein Körperteil so häufig in der Umgangssprache vorkommt, nimmt es in unserem Leben wohl eine zentrale Stellung ein.

Wenn Kopfschmerzen regelmäßig auftreten, kann man von zwei bestimmenden Faktoren ausgehen:

1. Es handelt sich um eine Angelegenheit, die uns beschäftigt, weil sie einen starken Einfluss auf uns ausübt oder einen längeren Zeitraum über anhält.
   Normalerweise stehen wir in solchen Situationen vor einem großen Problem, das unsere Gedanken an sich bindet. Menschen, die Sätze wie »mir platzt der Kopf« oder auch »das bereitet mir Kopfzerbrechen« benutzen, stehen dann häufig unter einer großen Anspannung. Ihre geistige Aufnahmekapazität ist längst überschritten, und das sorgt für Druck im Kopf. Wenn der Kopf dann die körperliche Schwachstelle dieses Menschen ist, wird die Fixierung auf die Gedanken zu Schmerzen führen. Wer regelmäßig unter Kopfschmerzen leidet, der sollte sich Gedanken darüber machen, was ihn so stark und immer wieder beschäftigt.

Kopflastige Menschen haben außerdem viel eher Kopfschmerzen als ihre Mitmenschen. Allein der Begriff Kopf-Last spiegelt eine einseitige Überlagerung der Energien wider. Und unharmonische Zustände, egal in welchem Bereich des Körpers, bringen meist Probleme mit sich. Auch Hirngespinste, z. B. nicht realisierbare Träume, bergen das Risiko von Frustration und Kopfschmerzen.

2. Stress und die psychosomatischen Komponenten von Stress üben eine starke Wirkung auf unser Denken aus. Wir werden kopflastig, und diese Last bringt Beschwerden mit sich.
Stress gilt zudem als Auslöser von vielen Kopfschmerzarten, und das sowohl bei Erwachsenen als auch bei Kindern (siehe das Sonderkapitel ab S. 189).

Migräne bei Frauen

Neben dem Hauptfaktor Stress gelten vor allem hormonelle Schwankungen als Auslöser für Migräneanfälle. Es wird davon ausgegangen, dass bei der Hälfte aller Frauen, die unter Migräne leiden,[6] regelmäßig kurz vor oder während der ersten Tage der Regelblutung verstärkt – im wahrsten Sinne des Wortes – Migränegewitter aufziehen. Es ist wissenschaftlich noch nicht bewiesen, wodurch die Zunahme der Anfälle in dieser Zeit entsteht. Sicher ist nur: Wenn der Östrogenspiegel kurz vor und an den ersten Tagen der Blutung sinkt, steigt die Zahl der Migräneanfälle. Östrogene erweitern die Blutgefäße und erhöhen gleichzeitig die Schmerzempfindlichkeit. Diese beiden Faktoren lassen sich durchaus mit der Migräne in Verbindung bringen.

---

6 Vgl. Kirsten Milhan: Im Zyklus der Hormone. In: Stern. gesund leben. 3/2008, S. 56.

Folgt man dieser Argumentation, müsste die Situation bei Mädchen vor der Pubertät, Schwangeren und Frauen in den Wechseljahren eine andere sein. Und das ist tatsächlich so. Bis zur Pubertät tritt Migräne etwa gleich häufig bei Mädchen und Jungen auf. Viele Migränepatientinnen berichten, dass die Attacken während der Schwangerschaft, wahrscheinlich bedingt durch die konstanten Östrogenwerte, seltener werden oder sogar ganz ausbleiben. Dass sich dies allerdings ausschließlich mit einem stabilen Östrogenwert begründen lässt, ist zurzeit noch nicht bewiesen. Viele Frauen verändern während der Schwangerschaft ihren Lebensstil. Sie essen z. B. regelmäßiger und gesünder, schlafen länger, legen mehr Wert auf Erholung und reduzieren oder verzichten ganz auf Konsumgifte. Außerdem werden in dieser Zeit vermehrt Glückshormone, z. B. Endorphine und Serotonin, produziert. Sie sorgen dafür, dass Schmerzen als weniger stark empfunden werden.

Gerade in der Schwangerschaft fällt eine Ausnahme auf, die bis heute von den Wissenschaftlern noch nicht erklärt werden kann. Manche Frauen nehmen ihre Umwelt vor der Migräne auf einer zusätzlichen Ebene wahr, die von Fachleuten als Aura bezeichnet wird. Sie erleben keine Linderung ihrer Beschwerden.

Auch in den Wechseljahren stabilisiert sich der Östrogenspiegel auf einem niedrigeren Niveau. Dadurch treten Migräne und Kopfschmerzen seltener auf.

Der künstlerische Aspekt der Migräne

Von den 243 Kopfschmerzarten, die die WHO unterscheidet, ist nur bei der Migräne ein besonderer Effekt zu beobachten. Bei keiner anderen Erkrankung geschieht das, was mindestens jeder zehnte Migränepatient im Vorfeld einer Attacke erlebt: Die Betroffenen sehen Bilder. Die Nervenirritationen lassen bei ihnen eine Aura, eine zusätzliche Wahrnehmungsebene entstehen, deren Formen und Farben die Alltagswirklichkeit bei Weitem übertrifft. Migränepatienten machen ab etwa 30 Minuten vor dem Anfall Erfahrungen, die sonst nur unter Drogeneinfluss oder in

Trance erlebt werden. Die wahrgenommene Aura reicht von Punkten über Spiralen, verschiedenste andere geometrische Formen und Konturen bis hin zur verbreiteten Form der Lichtblitze.[7] Manche Künstler schöpfen aus dieser Quelle Kraft und Inspiration für ihre Werke. Psychosomatisch gesehen hat das einen großen Vorteil: Man kann der Krankheit etwas Gutes abgewinnen.

Diese Nervenirritationen führen zu starken Wahrnehmungs- und Sehstörungen. Diese Aura ist also kein sanfter und leichter Vorbote einer Attacke, sondern vielmehr ein gewaltiger, neuronaler Sturm. In dieser Zeit sind die Betroffenen meist nicht mehr in der Lage zu sprechen. Die Vorgänge im Kopf nehmen eine sehr dominierende Stellung ein, und so schützt sich der Körper wahrscheinlich vor einer Überlastung und der weiteren Aufnahme von Informationen. Viele Menschen, die diese Aura entwickeln, beschreiben ihren Kopf in dieser Phase als unendlich groß. Sie empfinden ihn so, als würde er sich im ganzen Raum und nicht selten darüber hinaus ausbreiten. In der Vergangenheit wurde diese künstlerische Aura oft als Sehstörung verkannt.

Sexualität und Kopfschmerzen

Sexualität und Kopfschmerzen bzw. Migräne wirken wechselseitig aufeinander ein. Beim Geschlechtsverkehr können sich Spannungen lösen, und die Schmerzen verschwinden. Es können aber auch Spannungen entstehen, und die Schmerzen setzen ein. Um ein Klischee aus dem Weg zu räumen: Beide Geschlechter können dieses Problem haben.

Man unterscheidet den präorgastischen Kopfschmerz vom orgastischen. Schmerzen können also vor dem Höhepunkt immer mehr zunehmen oder auch beim Orgasmus plötzlich einsetzen. Wenn sie erst beim Orgasmus auftreten, klingen sie in der

---

7 Vgl. Birgit Schönberger: Die Aura – Wenn Migräne Bilder malt. In: Stern. gesund leben. Nr. 3/2008, S. 41.

darauffolgenden Entspannungsphase meist wieder ab. Bei bestimmten Migränepatienten ist Sexualität durchaus in der Lage ist, die Anfälle zu lindern.

Die psychische Situation der Betroffenen ist hierbei von entscheidender Bedeutung. Wer Sexualität entspannt genießen kann, der wird kaum Gefahr laufen, Kopfschmerzen zu erleiden. Sobald aber auch in sexuellen Belangen Stress entsteht, setzen Verspannungen und Kopfschmerzen auch leichter ein. Typische Probleme sind, wenn die Frau keinen Höhepunkt erlebt und sich selbst und ihren Partner unter Druck setzt. Gedanken wie »Was stimmt nicht mit mir?« bis hin zur Frage, ob der Partner vielleicht nicht der Richtige ist, sorgen für reichlich Anspannung. Auch beim Mann kann der ausbleibende Orgasmus der Partnerin Selbstzweifel hervorrufen. Wenn er dann noch Erektionsprobleme hat, setzt der Stress auch bei ihm sogar schon vor dem Geschlechtsverkehr ein. Dann üben Versagensängste und Frust einen enormen Druck auf ihn aus.

Die Sexualität ist ein äußerst sensibler Bereich, der uns durchaus Kopfzerbrechen bereiten kann. Kommunikation ist der erste Schritt zu einem gelassenen Umgang mit dem Partner, aber auch mit sich selbst. Kommen Sie auf den Punkt, und lassen Sie Ihre Partnerin oder Ihren Partner nicht über die Ursachen Ihres Problems im Unklaren. Offenheit wirkt manchmal Wunder. Befreien Sie sich also von Ihrer Kopflast. Die Kopfschmerzforschung weiß bislang nichts über die Ursachen der Kopfschmerzen, die während des Geschlechtsverkehrs auftreten. Aber es gilt als bestätigt, dass sich dieses Problem oft in einem Zeitraum von drei Jahren von selbst erledigt.

Historische Behandlungsmethoden – nichts für schwache Nerven

Kopfschmerzen sind keine Erscheinung des modernen Lebens. Durch unsere angespannte Lebenssituation treten sie nur häufiger auf, es gab sie aber schon immer. Entsprechend dem Zeitgeist der vergangenen Jahrhunderte und in Unkenntnis der physiologischen Abläufe machte man andere Ursachen für diese Schmerzen verantwortlich. Man vermutete, dass Geister den Raum im Kopf beanspruchen und Schmerzen auslösen. Hippokrates hingegen erklärte giftige Leberdämpfe zum Verursacher der Beschwerden.[8]

Wenn Dämpfe im Körper für Probleme sorgen, gab es folgerichtig nur eine Möglichkeit zur Heilung: Die Dämpfe mussten entweichen. Auf sanftem Wege geschah das durch den Einsatz von Blutegeln, die das Problem einfach »aussaugen« sollten. Robuster war da schon die Idee, dass Geister und Dämpfe durch ein in den Kopf gebohrtes Loch entweichen können. In diese Behandlungsrichtung geht auch der Aderlass, der als allgemeine Geheimwaffe bei gesundheitlichen Störungen über viele Jahrhunderte hinweg häufig Anwendung fand.

Aus Ägypten stammt die sanftere Methode des Einschnürens, die auch Heilkundige im alten Rom und im England des 19. Jahrhunderts anwendeten. Dabei wurde der Kopf mit einer Schnur fest eingeschnürt. Der Erfolg dieser Methode lässt sich heute auch auf die Migräne übertragen. Die Einschnürung kann dazu führen, dass die Blutzirkulation in den erweiterten Stirnarterien behindert wird. Dadurch können die Schmerzen nachlassen.

Auch die Natur hält Wirkstoffe bereit, die Kopfschmerzen lindern können. Schon im 19. Jahrhundert wurden Cannabis-Tinkturen eingesetzt. Auch Bestandteile des Mutterkorns, einer Pilzart, die überwiegend im Roggen wächst, kamen zur Anwendung. Heute weiß man, dass sie die Durchblutung in einigen Hirngefäßen hemmen. Bis zur Ablösung durch spezielle Arzneistoffe zur Behandlung von Migräne wurden sie zur Linderung dieser Beschwerden eingesetzt.

Auf ganz anderem Weg wirkte die Elektrotherapie, die bereits seit dem 1. Jahrhundert unserer Zeitrechnung praktiziert wurde. Für die Stromerzeugung musste damals noch ein Zitterrochen herhalten. Er wurde so lange auf den schmerzenden Bereich gelegt, bis die Wirkung einsetzte und der Schmerz verschwand.

---

8   Aus chinesischer Sicht übt ein energetisches Ungleichgewicht im Funktionskreis »Leber« und besonders im Gallenblasen-Meridian einen wichtigen Einfluss auf die Kopfschmerzen aus. Hierin gibt es eine interessante Parallele der Betrachtungsweisen.

Es gibt auch Behandlungsmethoden, die allein auf dem Glauben an ihre Wirkung beruhen. In Schottland wurde eine Methode entwickelt, deren Wirkung auf Migränegeplagte sich mit dem heutigen Wissensstand sogar erklären lässt. Man nahm einen von Moos bewachsenen Totenschädel. Dieser Schädel hat für die Wirkung allerdings keine Bedeutung, und diese war reine Glaubenssache. Das Moos wurde vom Schädel entfernt, getrocknet und anschließend zu Pulver zerrieben. Das Pulver wurde dann durch die Nase inhaliert, was in den meisten Fällen ein plötzliches Niesen verursachte und die Schmerzen linderte. Heute ist bekannt, dass plötzliches Niesen in manchen Fällen eine Migräneattacke stoppen kann.

Ganz sicher in den Bereich des Irrglaubens zählt eine brachiale Methode, die in Nordafrika verbreitet war. Dort handelte man nach der Vorstellung, dass man den Schmerz auf eine Ziege oder ein Lamm »übertragen« kann, indem man diese einfach bewusstlos schlug.

Kopfschmerzen im Vergleich

Jeder Mensch empfindet und bewertet Schmerzen individuell. Wir geben ihnen mehr oder weniger Raum in unserem Leben. Je weiter der Schmerz sich ausbreiten kann, desto stärker wird er von uns empfunden. Gerade bei chronisch Schmerzkranken nimmt der Schmerz eine geradezu zentrale Stellung im Leben ein. Das führt dazu, dass ihre Erwartungshaltung beim Eintreten eines Schmerzreizes dafür sorgt, dass der Schmerz schlimmer erscheint bzw. wahrgenommen wird.

Ob sich ein Schmerz stechend, dumpf oder bohrend anfühlt und wie intensiv wir Schmerzen wahrnehmen, darauf haben wir aber keinen Einfluss. Bei jedem Menschen reagieren die den Schmerz übertragenden Nervenenden unterschiedlich auf den Reiz. Es gibt aber eine Schmerzskala, die mit 0, also Schmerzfreiheit, beginnt und bei 10, mit unerträglichen Schmerzen, endet.[9] Sie gibt Aufschluss über die Intensität von Schmerzen. Ich gebe Ihnen im Folgenden einen Auszug aus dieser Skala.

Stufe 8

Ein Beispiel für diese Stärke sind die Schmerzen, die wir empfinden, wenn wir uns das Schienbein anstoßen. An dieser Stelle des Körpers trifft der äußere Reiz direkt auf die Nervengeflechte. Vielleicht wird es Sie überraschen, aber auch die durch Migräne ausgelösten Kopfschmerzen haben diese Intensität.

Stufe 9

Die Rippen und das Bauchfell werden über die Nervenstränge aus dem Hirnstamm versorgt, sie sind daher extrem schmerzempfindlich. Auch Schmerzen an der Hirnhaut sind so intensiv. Sie werden häufig von Rückenschmerzen begleitet.

Stufe 10

Vielleicht haben Sie schon vermutet, dass Zahnschmerzen in diesem Bereich einzuordnen sind. Die sehr sensiblen Nervenstränge in den Zähnen sind dafür verantwortlich. Doch auch Koliken infolge von Nieren- und Gallensteinen, die psychosomatischen Manifestationen unbewältigter, partnerschaftlicher Probleme, stehen ganz oben in der Schmerzskala.

---

9   Vgl. Daniele Palu, Friederike Schön: Die 7 Geheimcodes des Schmerzes. In: Welt der Wunder. 2/08, S. 20f.

Wenn es eine Steigerung der Intensität gäbe, träfe dies wahrscheinlich auf folgende zwei Krankheiten zu: Clusterkopfschmerzen werden von den Betroffenen so wahrgenommen, als würde ihnen ein Messer ins Auge gestoßen oder als würden glühende Nadeln den Augapfel durchbohren. Trigiminusneuralgie, die Entzündung eines Gesichtsnervs, wird von einem Schmerz begleitet, der sich kaum in Worte fassen lässt. Manche Menschen vergleichen ihn mit einem Blitzschlag ins Gesicht, der den ganzen Körper zu vereinnahmen scheint.

Stress

Wer gegen Kopfschmerzen und Migräne dauerhaft und vor allem ursächlich vorgehen will, der muss sich mit dem Thema Stress beschäftigen. Stress ist bei diesen Erkrankungen und bei vielen sogenannten Volkskrankheiten wie z. B. Tinnitus, Rückenschmerzen oder Allergien einer der Hauptauslöser bzw. Verstärker der Erkrankung. Seit Jahren ist bekannt, dass Herz-Kreislauf-Erkrankungen mit den negativen Auswirkungen einer dauerhaften Anspannung in Verbindung stehen. Besonders der Rücken, der die Lasten unseres Lebens trägt, nimmt uns jede zusätzliche seelische Belastung und den psychischen Druck, unter dem wir leiden, übel. Unter diesem Druck kann schon einmal eine Bandscheibe herausspringen. Schmerzen in den Schultern und in den Ellbogen deuten auf eine unzureichende Fähigkeit hin, Distanz zu anderen Menschen aufrechtzuhalten.

Wenn Sie im Berufs- und Privatleben dauerhaft Leistung erbringen wollen, müssen Sie sich im Klaren darüber sein, dass Sie nur über ein bestimmtes Maß an Energie verfügen. Diese Kräfte sollten Sie sich einteilen und ganz bewusst investieren. Ein ökonomischer Umgang mit den eigenen Energiereserven ist die Basis dafür, dass sich Leistungspotenziale dauerhaft entfalten und Sie Ihre Lebensqualität in allen Bereichen beibehalten können. Einer der größten Energie- und Zeitfresser ist der Stress. Schon lange bevor es am Ende einer negativen Stressspirale zum Stress-K.o. und den Ausfallzeiten durch Krankheit kommt, kosten Konzentrationsschwächen und Gedächtnisstörungen, Nervosität und Gereiztheit, die Unfähigkeit, Entscheidungen zu treffen, und »Black-outs« Zeit, Geduld und auch Geld. Lernen Sie also, mit Ihren Kräften zu haushalten, und erhalten Sie Ihre Lebensqualität.

Wichtig: Das Stressaufkommen wird immer dann begünstigt, wenn Sie nicht **im Hier und Jetzt leben,** sondern noch mit dem Gestern beschäftigt sind oder sich schon auf morgen vorbereiten. Es ist sicher klug, das Erlebte zu überdenken und die nahe oder ferne Zukunft zu planen. Was war und was sein wird, sollte Sie aber nicht davon abhalten, das Jetzt bewusst zu leben und zu erfahren. Leben Sie im Heute; ich vermeide dabei ganz bewusst den Begriff »Gegenwart«. Denn die Gegenwart, der wirklich bewusst erlebte Moment, dauert ohnehin nur etwa drei Sekunden.[10] Danach verflüchtigen sich die Gedanken schon wieder, und wir schweifen zu anderen Dingen ab. Mit den Entspannungsübungen in diesem Buches schaffen Sie es, »Ihre« Gegenwart zu verlängern.

Die Biologie des Stresses

An dieser Stelle möchte ich Ihnen Grundkenntnisse über die körperlichen Abläufe in Stresssituationen vermitteln und Ihnen Tipps geben, wie Sie unnötigen Stress vermeiden. Stress ist eigentlich ein evolutionäres Alarmsystem, das uns vor Schaden bewahren soll. Auf einen Stressreiz gibt es nur zwei Reaktionen: Angriff oder Flucht. Im alarmierten Körper laufen nach einem bestimmten Schema Reaktionen ab. Für das Überleben notwendige Funktionen werden vermehrt mit Energie versorgt, Unwichtiges wird gedrosselt, z. B. die Verdauung oder die Fortpflanzung. Die Herzfrequenz und der Blutdruck werden erhöht, der Kreislauf wird angekurbelt, und das Blut wird durch eine beschleunigte Atmung mit ausreichend Sauerstoff angereichert. Der Organismus ist dann in der Lage, blitzschnell zu reagieren. Im Augenblick der Entscheidung, Kampf oder Flucht, wird die angestaute Stressenergie abgebaut und kompensiert.

---

10 Vgl. Mirko Herr, Nuno Ramos: Die unveränderbaren Regeln der Zeit. In: Welt der Wunder. 3/2009, S. 19.

Kompensierter Stress bringt uns im Leben in der Regel weiter, weil wir über einen gewissen Zeitraum hinweg deutlich leistungsfähiger und aufnahmebereiter sind, wenn wir unter körperlicher und geistiger Anspannung stehen. Erst wenn der Abbau der Stressenergie nicht oder in unzureichendem Maße erfolgt, wird Stress zur Gefahr für unsere Gesundheit. Getreu dem Motto: Vorbeugen ist besser als Heilen, ist es hilfreich, die körperlichen Abläufe zu kennen. Dieses Wissen gibt uns das Gefühl der Kontrolle, und so gelingt es uns, gelassener zu reagieren und unnötigen Stress zu vermeiden.

Stressauslöser

Jede körperliche Reaktion auf Stress wird durch die sogenannten Stressoren oder Stressauslöser hervorgerufen. Wie stark uns die Einflüsse in Erregung versetzen, hängt grundsätzlich von drei Faktoren ab:

Intensität und Dauer des Stressreizes
Auf diesen Punkt können wir relativ wenig Einfluss nehmen. Ist ein Reiz erst einmal eingetreten, lässt sich seine Stärke kaum mehr ändern. Auch die Dauer können wir meistens nicht selbst bestimmen. Eine Ausnahme bildet die Flucht. Aber wenn Sie ehrlich sind: Wie oft haben Sie die Möglichkeit, einfach aufzustehen und wegzugehen?

Individuelle Stressbereitschaft beziehungsweise Belastbarkeit
Stress bringt manche Menschen dazu, sich völlig überfordert zu fühlen. Andere wiederum werden in stressigen Zeiten erst richtig zu Höchstleistungen angespornt. An diesem Punkt lässt sich bei der Bewältigung von Stress, aber auch im Vorfeld erfolgreich ansetzen.

Sind wir dem Stress hilflos ausgeliefert?

Alle Menschen unterliegen einem gewissen Hang zur Kontrolle. Normalerweise fühlen wir uns wohler, wenn wir die Dinge in unserem Leben überwachen und einschätzen können. Die Situationen, in denen wir Einflüssen ausgesetzt sind und uns nicht gegen sie zur Wehr setzen können, üben einen intensiven Stress auf uns aus. Aber dieser Entwicklung sind wir nicht hilflos ausgeliefert. Durch eine bewusste Stressreduzierung und einen aktiven Stressabbau haben Sie die Möglichkeit, die Kontrolle über Ihre Stresswahrnehmung zu behalten und dadurch auch resistenter zu werden.

Was kann uns stressen?

Es gibt viele unterschiedliche Stressfaktoren, die uns und unseren Organismus zu einer Reaktion nicht nur auffordern, sondern diese regelrecht erzwingen. Wir haben zunächst einmal keine Möglichkeit, den Reiz einfach zu ignorieren. Um welche Stressfaktoren handelt es sich?

Finden Sie heraus, welche Ihre Stressfaktoren sind. Betrachten Sie Ihr Familienleben, den Umgang mit den Verwandten und dem Freundeskreis und natürlich auch Ihren Arbeitsplatz und Ihr berufliches Umfeld. Jede Überforderung, die Sie als Stressor ausschließen können, weil sie Ihnen bewusst ist, entlastet Sie mental und damit ganzheitlich betrachtet auch körperlich. Darum ist diese Aufgabe eine sehr lohnende.

Äußere Stressauslöser	Innere Stressauslöser
Lärm	Kritik
grelles Licht, Lichtspiegelungen	Misserfolg
Dunkelheit	Konfliktsituationen
Verletzungen	Angst, Furcht
Zeitdruck	Schreck
partnerschaftliche Probleme	Zorn, Wut
Einsamkeit	Schmerzen
Konkurrenzsituationen	Durst
übersteigerte Leistungsanforderungen	Hunger
Luftdruck und Luftfeuchtigkeit	Schlafmangel
Temperatur	
Föhn	
plötzlicher Wetterwechsel	
Koffein	
Medikamente	
Sauerstoffmangel	
Vitaminmangel	

Äußere Überforderungen	Innere Überforderungen
schlechte Lebens- und Arbeitsbedingungen	Diskrepanz zwischen Theorie und Praxis
mangelhafte Ausstattung (z. B. am Arbeitsplatz)	ständige Erreichbarkeit
zu hohe Arbeitsanforderungen und ungleichmäßige Auslastung	geringe emotionale Belastbarkeit
wachsende Verantwortung	blinder Ehrgeiz
Zeitdruck	zu hohe eigene Erwartung
organisatorische Umstellungen	negative Selbstsuggestion
mangelhafte oder fehlende Kommunikation	

Wahrscheinlich waren Ihnen die meisten dieser Punkte schon geläufig. Wussten Sie aber auch schon, dass Sie sich selbst mit Worten stressen können oder dass Ihr Körper auf bestimmte Formulierungen entspannter reagiert. Wenn wir unter Druck geraten, sind falsche Bewältigungsstrategien nicht nur wenig hilfreich, sie verschlimmern die Situation meist noch und erhöhen so den Stresspegel. Finden Sie heraus, ob Sie sich vielleicht gerade mit einer vermeintlich guten oder auch unbewussten Strategie »über Wasser halten«.

Die nun folgende Aufzählung beginnt mit unserem Abwehrverhalten bei geringem oder kurzfristigem Stress und steigert sich bis zum Verhalten bei einer dauerhaften Überreizung.

Stressphasen und ihre mentalen Auswirkungen

Dauerhafte Anspannung und starke Stressspitzen können sich auf die Gesundheit auswirken. Jeder Mensch funktioniert nach dem Prinzip der Ganzheit. Das bedeutet, dass körperliche Abläufe den Gedanken folgen, aber immer auch physiologische Abläufe sich auf das Denken auswirken. Diese Funktionsweisen des menschlichen Organismus können wir nicht beeinflussen, sie gehören zum natürlichen Prinzip des Lebens.

Aus diesem Grund verändern wir uns unter Anspannung, und bestimmte Charakterzüge verstärken sich oder treten auch erstmals auf.

Begeisterung

Schier grenzenlose Euphorie und auch ein gewisses Maß an Hyperaktivität kennzeichnen die Phase, in der wir uns fühlen, als könnten wir Bäume ausreißen. Wir werden übermütig und sind dadurch unfallgefährdet. Im Übermut sprechen wir Dinge aus, die andere Menschen verletzen können, und dies führt zu Konfrontationen. Menschen, die sich in dieser Phase befinden, glänzen durch ihr hohes Engagement. Sie entwickeln hohe Erwartungen an sich selbst und an andere. Sie sind Workaholics oder besitzen zumindest starke Tendenzen, zu viel zu arbeiten. Außerdem haben diese Menschen eine überschwängliche Begeisterung für ihren Beruf oder allgemein für Aktivitäten.

In der Begeisterungsphase können folgende Probleme auftreten:

→ Wir gehen verschwenderisch mit unseren Kräften um; ein Marathonläufer startet auch nicht im Sprinttempo. Wir wollen dies aber nicht wahrhaben oder denken einfach nicht daran, dass auch unsere Leistungsreserven begrenzt sind.

→ Übertriebene Euphorie hat einen natürlichen Gegner: die Realität. An ihr scheitern viele Begeisterungsstürme. Wir verlieren in dieser Situation unsere Kontrolle und unsere Fähigkeit, die Situation und ihre Herausforderungen richtig einzuschätzen. Die Grenze zwischen dem, was noch machbar ist, und dem, was unmöglich ist, verschwimmt immer mehr.

→ Mit dem Unverständnis, der Intoleranz und der Ignoranz gegenüber den Problemen und Bedenken der anderen beeinträchtigen wir in allen Bereichen das »Betriebsklima«. Ein kooperatives Miteinander mit anderen ist nicht mehr möglich.

Stagnation und Stillstand

Wenn die in der Begeisterung geschmiedeten Träume nach und nach zerplatzen, tritt die Ernüchterung ein. Wieder zurück in der realen Welt stellen wir fest, dass es eben doch Faktoren gibt, die alles nicht so einfach und reibungslos verlaufen lassen. Wir erkennen Probleme, bewerten sie aber oft als Ungerechtigkeit und wollen nicht sehen, welche Ursachen sie haben. Dadurch fallen Problemlösungen sehr schwer.

Was zeichnet die Phase der Stagnation aus?

→ Wir beginnen, uns Sinnfragen zu stellen, auf die es meist keine Antwort gibt. Der Selbstzweifel nagt an unserem Ego. »Warum tue ich das eigentlich alles? Warum bemühe ich mich so sehr? Ich weiß doch, dass niemand meine Leistung wertschätzt.« Das sind typische Gedanken, die uns durch den Kopf gehen.

→ Immer häufiger haben wir das Gefühl, den Anforderungen des Alltags nicht mehr gewachsen zu sein.

→ Auch die Gemütslage wird zunehmend depressiver oder auch gereizter.

→ Ein Gefühl der Hilflosigkeit und der inneren Leere entwickelt sich.

→ Diese gesamte Entwicklung führt nicht selten zu einem Suchtverhalten mit einem erhöhten Kaffee-, Alkohol- oder Tabakkonsum. Beim Einschlafen helfen Medikamente, ebenso wie beim Wachhalten.

Enttäuschung

In dieser Phase stellen wir alles infrage. Wir erkennen nach und nach, dass wir zu wenig Einfluss auf die Menschen in unserem Umfeld haben und dass unsere Wünsche und Vorstellungen nicht erfüllt werden. Die Frustration, die wir erleben, endet oft in Gleichgültigkeit.

Welche Probleme können auftreten?

→ Die Einstellung der »inneren Leistungsverweigerung« dominiert das Geschehen. Auch körperlich funktionieren der Magen und die Verdauungsorgane nur noch eingeschränkt. Weitere psychosomatische Symptome wie Schlaflosigkeit, Kopf- und Rückenschmerzen treten auf.
→ Der Begriff »Motivation« wird ganz allmählich zum belächelten Fremdwort.
→ Im Berufsleben, aber auch in der Partnerschaft sorgen Spannungen für ernsthafte Beziehungskrisen, die in beiden Bereichen nicht selten mit der Trennung enden. Unser Interesse an den Mitmenschen geht verloren.
→ Die negative »Selbstbehandlung« in Form von Alkohol und Drogen nimmt zu.

Lethargie und Apathie

Die Gleichgültigkeit nimmt in unserem Leben nun einen großen Raum ein. Wir verspüren wenig bis keine Lust auf Kontakt mit anderen Menschen. In dieser Phase beginnen viele Menschen damit, Extremsport zu treiben, oder sie suchen den ultimativen Kick in anderen Aktionen. Sie wollen ihren Körper wieder spüren und ihr

Selbstbewusstsein durch körperliche Höchstleistungen verbessern. All diese Aktivitäten werden sehr oft von Schmerzen begleitet. Das ist unbewusst auch gewollt, denn die Schmerzen vermitteln kurzfristig das Gefühl, am Leben und noch zur Leistung fähig zu sein.

Besondere Schwierigkeiten der Handlungsunfähigen?

→ Pure Verzweiflung, Verzweiflung an sich selbst und am Leben, aber auch Ängste bestimmen den Alltag.
→ Nicht selten treten in dieser Phase auch Selbstmordgedanken auf.

Falsche Abwehrstrategien

In jeder Phase, in der wir in Stress geraten, reagiert unser Körper ganzheitlich. Ganz unbewusst versucht er, auf sehr merkwürdige Weise die Anspannung zu kompensieren. Der Volksmund spricht in diesem Zusammenhang von »Macken«, die wir plötzlich entwickeln.

Häufiges Auf-die-Uhr-Sehen

Viele Menschen möchten die Uhr in stressigen Zeiten am liebsten vordrehen, weil sie sich in der aktuellen Situation unwohl, überfordert und ihr ausgeliefert fühlen. Aber gerade dieser Versuch der »Zeitbeschleunigung« bewirkt das Gegenteil und erfüllt nur den Zweck, die ohnehin schon große Nervosität weiter zu steigern. Ein weiterer negativer Effekt dieses Handelns ist es, dass Zeit und Energie verschwendet werden, die an anderer Stelle, z. B. zur Problemlösung, so notwendig gebraucht würden.

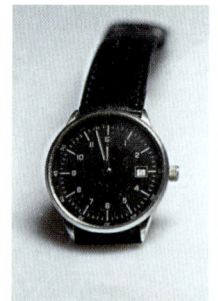

Terminverschiebungen

Sie kennen das Motiv der drei Affen: »Nichts sehen – nichts hören – nichts sprechen«. Unter diesem Motto könnte diese Angewohnheit stehen. Wir betreiben dann eine Vogel-Strauß-Politik, stecken den Kopf in den Sand und hoffen, dass die Gefahr an uns vorübergeht. Das Vermeiden von sozialen Kontakten führt zur Isolation. Doch auf uns allein gestellt werden uns in der angespannten Situation kaum Lösungsvorschläge einfallen.

Innerer Widerstand gegen Besuche oder Anrufe

Viele Menschen bauen in Zeiten, die von Stress bestimmt werden, auch einen Widerstand gegen Besuche oder Anrufe auf. Aber dieses Verhalten birgt die Gefahr, dass sie der Arbeitsverweigerung bezichtigt werden und ihren Arbeitsplatz riskieren. Ein weiterer Nachteil dieser Abwehrhaltung ist, dass wichtige Informationen eventuell nicht oder zu spät ankommen.

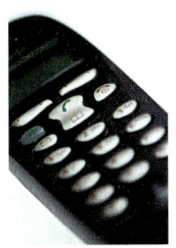

Misstrauen und Widerstand gegen jede Art von Veränderung

Egal, ob es ein neuer Kollege, ein neues Verfahren oder ein neuer Ablauf ist, der Blick auf die Veränderung ist mehr als kritisch, und dies endet meist in einer abwertenden Beurteilung. Misstrauen bedeutet, niemandem zu vertrauen. Wenn wir so handeln, misstrauen uns andere Menschen ebenfalls, und eine Kluft zwischen der eigenen Person und den anderen entsteht.

Widerwillen gegen Arbeit und Aktivitäten

Wir ziehen uns immer mehr aus unserem Umfeld zurück. Der erste Gedanke beim Aufstehen ist: »Ich will nicht zur Arbeit«, der zweite dann: »Wieso habe ich mich nur zum Ausgehen verabredet?« Nicht selten wünschen wir uns eine Krankheit herbei, damit wir eine gesellschaftlich akzeptierte Ausrede haben. Unser Körper folgt diesem Wunsch immer öfter.

Dienst nach Vorschrift

Diese Überschrift klingt sehr auf den Beruf bezogen, sie gilt aber auch für das Privatleben. Allerdings wäre es meist besser, in solchen Situationen gar nichts zu tun. Die dringend benötigte Ruhepause wäre dann die bessere Alternative.

Abwehrhaltung

Diese Haltung ist die Steigerung des Widerwillens. Der zunehmende Rückzug führt nicht nur zu einem Gefühl des Unwohlseins, auch das private und berufliche Umfeld begegnet uns nun zunehmend feindselig. In dieser Phase können andere sagen und tun, was sie wollen, alles wird von uns als ganz persönlicher Angriff bewertet.

Ironie, Sarkasmus, Zynismus

Der Aufschrei des Geistes gegen die unerträgliche und ausweglos erscheinende Situation äußert sich nicht mehr in konstruktiver Kritik, sondern nur noch in unangepassten Gemeinheiten und Spitzen. Jeder Fehler, den ein anderer begeht, wird geradezu genüsslich ausgeschlachtet. Aber nur, wer Fehler begeht und daraus lernt, der entwickelt sich weiter. Wer jedoch nur auf die Fehler seiner Mitmenschen wartet, der bleibt in der eigenen Entwicklung stehen.

Entwertung der eigenen Person und anderer Menschen

Wer sich oder andere entwertet bzw. entmenschlicht, für den beginnt der freie Fall. Die mentale Ermüdung bestimmt auch die Einstellung zu der eigenen Person, der Familie, der Arbeit, einfach dem gesamten Leben. Wir nehmen uns selbst, aber auch unsere Mitmenschen ausschließlich in ihrer Funktion wahr, die Persönlichkeit bzw. der Mensch bleibt im Hintergrund. Wenn dieser Zustand erreicht ist, drohen Isolation und der Verlust der sozialen Bindungen. Der persönliche und soziale Abstieg beginnt mit einem zunehmenden Abfall der ganzheitlichen Leistungsfähigkeit; Körper, Geist und Seele leiden. Jetzt hat der Stress so lange und intensiv auf Körper, Geist und Seele eingewirkt, dass längere Krankheitszeiten auftreten, die jetzt aber nachweisliche, körperliche Ursachen haben. Partnerschaftliche und berufliche Probleme eskalieren, die innere Kündigung folgt und viele Menschen verlieren den Willen, weiterhin in ihrer Partnerschaft zu leben. Am Ende dieser Entwicklung kommt es in der Regel zur Trennung in der Familie und im Beruf.

Fazit

Lassen Sie Ihre derzeitige Lebenssituation vor Ihrem inneren Auge ablaufen. Finden Sie heraus, ob einige oder vielleicht viele dieser Punkte zutreffen. Wenn Sie sich in vielen Punkten wiederfinden oder Sie das Gefühl haben, ich hätte dieses Kapitel nur für Sie geschrieben, nehmen Sie Ihre Lebenssituation als gegeben an. Suchen Sie die Hilfe Ihrer Familie, oder nehmen Sie professionelle Beratung in Anspruch.

Auswirkungen von Stress

Stress verhindert nicht nur Erfolge, er schädigt auch den Körper nachhaltig. Viele Erkrankungen werden von Stress verursacht oder verstärkt. Lang anhaltende oder auch kurzfristige starke Überforderungen gehen nicht spurlos an uns vorbei. Es vergeht viel Zeit, bis der Mensch tatsächlich an einer durch Stress ausgelösten Veränderung des Körpers erkrankt, weil der menschliche Körper sehr leistungs- und leidensfähig ist. Was dann aber ganz harmlos mit dem Abfall der Leistungsfähigkeit beginnt, kann mit dem völligen Ausgebrannt-Sein, dem sogenannten Burn-out-Syndrom, enden.

Im Gehirn gibt es zwei Orte, an denen eine Zellneubildung erfolgen kann. Das sind der Riechkolben und der Hippocampus. Chronischer Stress verhindert den Prozess der Erneuerung. Er beeinträchtigt die Aufnahmemöglichkeiten unseres Geistes und setzt unsere Gedächtnisleistung herab. Außerdem werden Ängste und Sorgen nicht mehr kompensiert und können sich in chronischer Melancholie manifestieren. Dies ist der erste Schritt in Richtung Depression.

Dass es so weit kommen kann, lässt sich nur dadurch erklären, dass der Mensch tatsächlich das umgangssprachliche »Gewohnheitstier« ist. Solange bestimmte Grenzwerte und Schmerzen nicht erreicht oder überschritten werden, akzeptiert man die schleichende Leistungsminderung. Wenn Sie dem Stress tatsächlich keine Chance geben wollen, genügt es nicht, die Anzeichen der Überforderung zu erkennen. Sie müssen aktiv gegen den Leistungsabfall kämpfen und Ihre individuellen Risikofaktoren herausfinden. Nur dann können Sie eine weitere Stressbelastung vermeiden. Wo stehen Sie in Ihrer Stressspirale?

Stimmungsschwankungen

»Himmelhoch jauchzend und zu Tode betrübt«, das ist ein Ausdruck für die instabile Gemütsverfassung, die sich so schnell verändern kann wie das Wetter im April. Es ist nicht das sprichwörtliche »falsche Bein«, mit dem man morgens aufgestanden ist, das für diese Hochs und Tiefs verantwortlich ist. Die emotionale Unausgeglichenheit zeigt nach außen an, dass die innere Harmonie zu kippen droht.

Bringen Sie Geduld für sich und andere Menschen auf. Machen Sie sich klar, dass Ihre Stimmungsschwankungen von Stress verursacht werden. Überprüfen Sie Ihre Lebenssituation. Die Unsicherheit darüber, wieso und was mit uns geschieht, sorgt normalerweise für zusätzliche Anspannung und erhöht unseren Stresspegel. Atmen Sie einfach tief durch, oder zählen Sie zehn Atemzüge. Dies sorgt für Abwechslung im Alltag.

Haben Sie auch Geduld mit anderen Menschen. Neben dem eigenen Stress sind es oft unsere Mitmenschen, die Druck auf uns ausüben und für die Entstehung von Stress mit verantwortlich sind. Grundsätzlich gilt hier: Es gibt immer einen Menschen, der Stress verursacht, und einen, der sich stressen lässt.

Wenn Sie einmal in Ihrer eigenen Ideenwerkstatt nach Lösungen für Ihre Probleme suchen, was fällt Ihnen ein? Sie können vor Angst erstarren und hoffen, dass die schwierige Zeit schnell vorübergeht. Sie können dem Einfluss auch aggressiv begegnen, aber das führt in der Regel zur Eskalation. Besser ist es, Gelassenheit aufzubringen. Zeigen Sie Verständnis für sich und andere. Nur so entwickelt sich ein Klima, in dem eine fruchtbare Kommunikation zur Problemlösung führen kann.

Verminderte Belastbarkeit

Mit einer verminderten Belastbarkeit setzt der Körper schon ein deutliches Zeichen, dass der Stress negativ zu wirken beginnt. Die Dinge, die früher leicht von der Hand gingen, werden plötzlich nur noch mühsam bewältigt oder werden zu einer nervenden Qual. Die Phasen, in denen ein konzentriertes Arbeiten möglich ist, werden immer kürzer. Nach Rückschlägen, die nun einmal Bestandteil des Lebens sind, erholt man sich nicht so schnell wie früher. Außerdem lösen sie weiteren Stress aus. In der Terminologie des Boxsports heißt das: Der Mensch ist in dieser Phase noch nicht k.o., aber doch schon heftig angeschlagen.

Wenn der Beruf Sie stresst: Machen Sie sich einen Freizeitplan, der Sie dazu zwingt, sich mit anderen Dingen zu beschäftigen. Vermeiden Sie so weit wie möglich berufliche Aktivitäten außerhalb der Arbeitszeit. Lassen Sie den Notizblock für das Brainstorming vor dem Fernseher weg. Konzentrieren Sie sich stattdessen lieber auf den Spielfilm. Genießen Sie ein Treffen mit Freunden auch einmal ohne Handy. Sie müssen nicht immer erreichbar sein. Üben Sie Entspannungsmethoden ein, verwöhnen Sie sich selbst, und lassen Sie sich ohne Zeitdruck einmal von anderen verwöhnen.

Wenn die Freizeit Sie stresst, gelten im Prinzip dieselben Regeln. Überfrachten Sie Ihren privaten Terminplan nicht, und gönnen Sie sich einmal wirklich freie Zeit. Bleiben Sie in Ihrer Freizeitplanung flexibel, das erleichtert Ihnen auch den Umgang mit anderen Menschen.

Verringerung der Leistungsfähigkeit

Was beschreibt der Begriff »Leistungsfähigkeit« eigentlich? Haben sie sich schon einmal gefragt, wodurch Sie zur Leistung fähig sind? Welche Voraussetzungen müssen erfüllt sein, damit Sie sich als leistungsfähig bezeichnen? Die untrennbare Ein-

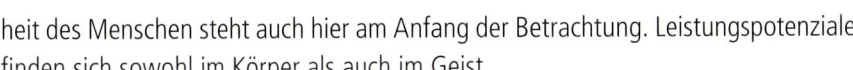

heit des Menschen steht auch hier am Anfang der Betrachtung. Leistungspotenziale finden sich sowohl im Körper als auch im Geist.

Geistige Leistungen sind:
- die Gedächtnisleistung; die Fähigkeit, sich Dinge zu merken und die Gedanken zu konzentrieren,
- die Gabe, sich selbst und andere zu motivieren,
- die Kreativität birgt ein hohes Maß an intellektueller Stärke in sich,
- auf unterschiedliche Begebenheiten flexibel zu reagieren,
- Problemen gelassen zu begegnen.

Gott gebe mir die Gelassenheit, Dinge hinzunehmen, die ich nicht ändern kann, den Mut, Dinge zu ändern, die ich ändern kann, und die Weisheit, das eine vom andern zu unterscheiden.

Friedrich Christoph Oetinger, Theologe[11]

Körperliche Leistungen sind:
- der reibungslose Ablauf der autonomen Funktionen, die nicht unserem Willen unterliegen, z. B. des Herzschlags oder der Atmung,
- die Balance von körperlicher Aktivität und Ruhe,
- die Flexibilität und die Kondition zu fördern,
- Energiereserven aufzubauen,
- die Lockerheit beizubehalten.

---

11 Zitiert nach: Peter W. Engelmeier & Susanne Rick. Wer die Wahrheit sagt, braucht ein schnelles Pferd. Der Zitatenschatz für alle, die etwas zu sagen haben. Berlin, 1. Auflage 2008, S. 54.

Wenn es mit der Leistungsfähigkeit bergab geht, beeinträchtigt diese Situation den Körper und den Geist und durch die persönliche Unzufriedenheit auch die Seele. Ein wichtiger Ansatz zur Selbsthilfe besteht darin, die eigenen Schwächen zu kennen. Das ist besonders wichtig, weil erst die Erkenntnis, dass wir unter Stress stehen und welche Gründe dazu geführt haben, uns zur aktiven Stressbewältigung befähigen.

Wenn Sie nicht erkennen, wie sich Ihr negativer Stress auswirkt, sondern Sie nur darauf aus sind, Erklärungen für Ihr unerklärliches Verhalten zu suchen, werden Sie die Stressspirale niemals aktiv unterbrechen können.

Erholungsunfähigkeit

Das »Nervenkostüm« ist jetzt schon so stark strapaziert, dass uns der natürliche Lebensrhythmus von Anspannung und Entspannung abhandenkommt. Zeiten der Aktivität werden nicht mehr in ausreichendem Maße durch Regenerationsphasen kompensiert. Dieser Zustand führt zwangsläufig zu einem weiteren Abfall der Leistungskraft und der Belastbarkeit. Bei einem Fortschreiten dieses Prozesses gelingt es im Berufsleben nicht mehr, die notwendige Distanz zur Arbeit aufrechtzuerhalten. Uns verfolgen Gedanken wie »das muss ich noch erledigen, das darf ich nicht vergessen, ich habe jetzt keine Zeit für eine Pause …«. Der Beruf belastet das Privatleben, und die ganze Situation droht zu eskalieren. Das selbst auferlegte »Handyverbot« wird langsam zur Qual, denn wir wollen und müssen immer aktiv sein.

Gehen Sie in Ihre Ideenwerkstatt. Was fällt Ihnen zur Lösung dieses Problems ein? Sicherlich fällt Ihnen dies schwer, aber versuchen Sie es trotzdem erst einmal ohne Unterstützung. Falls es Ihnen nicht gelingen sollte, finden Sie im Kapitel »Richtige Abwehrstrategien« hilfreiche Tipps.

Auch wenn es desillusionierend klingt, Sie haben nur zwei Lösungsmöglichkeiten. Entweder schaffen Sie es von sich aus, Ihre Lebenseinstellung und -situation grundlegend zu verändern, oder Sie brauchen professionelle Hilfe. Wenn Sie sich nicht mehr erholen können, ist die Grenze der aktiven Stressbewältigung ohne fremde Hilfe bereits überschritten. Sie drohen »auszubrennen«, weil Sie Ihre Kraft nur noch aus Reserven schöpfen und keine neuen Energien mehr tanken können. Das »Burnout-Syndrom« führt in immer mehr Fällen zu Erkrankungen und auch zu einer wachsenden Anzahl von Berufsunfähigen. Gestehen Sie sich ein, dass Sie in einer Krise stecken, und suchen Sie sich Hilfe.

Zunehmende Infektanfälligkeit und Schmerzen

Jeder Mensch nimmt fortlaufend eine Vielzahl von Mikroorganismen in sich auf. Das stellt für die körpereigene Abwehr im Normalfall kein Problem dar, denn für diese Aufgabe wurde sie von der Natur entwickelt. Aber in Stresssituationen versagen diese Mechanismen. Die Immunabwehr ist geschwächt, weil Energie in andere Bereiche abgezogen wird. Der Körper nimmt in Kauf, dass eine Infektion entstehen kann. Das Stressproblem erscheint ihm gefährlicher. Plötzlich treten unter dem mentalen Druck Rückenschmerzen auf. Der Körper setzt sich massiv gegen die Anspannung zur Wehr. Hören Sie auf das, was er Ihnen zu sagen hat.

Mit Sicherheit spielt auch die Psychosomatik eine Rolle, denn eine Krankheit schafft eine Distanz zum akuten Geschehen. Der Körper lädt uns nicht nur dazu ein, unsere Situation zu überdenken, er fordert uns nachdrücklich dazu auf.

Erschöpfung

Körper und Geist sind ausgebrannt. Die emotionale Müdigkeit zeigt sich dadurch, dass die anfänglichen Stimmungsschwankungen an ihrem Tiefpunkt angelangt sind und sich festgefahren haben. Das ganze Leben schlägt uns auf das Gemüt, und das Lachen vergeht uns endgültig. Da der Geist die vorantreibende Kraft für alle Lebensvorgänge ist, ist eine mentale Erschöpfung besonders gravierend. Eine geistige

Erschöpfung zeigt sich z. B. darin, dass Sie entmutigt sind und resignieren. Diese Gemütszustände bestimmen Ihr Leben. Ihre Frustrationsgrenze sinkt. Sie sind einfach nicht mehr bereit oder in der Lage, Rückschläge einzustecken und zu verarbeiten. Ihre Minderwertigkeitsgefühle paaren sich mit Versagensängsten. Niedergeschlagenheit und depressive Neigungen bis hin zur Depression entwickeln sich.

Wie selbstverständlich oder durch die negative Einstellung programmiert, häufen sich Pannen und Missgeschicke. Die Lebenssituation wird dann häufig mit folgenden Sätzen kommentiert: »Ich habe es ja schon vorher gewusst, dass das schiefgeht«, »War ja klar, dass noch mehr passiert«, »Als hätte ich nicht schon genug um die Ohren«. In solchen Situationen zieht man sich mit diesen Sätzen weiter nach unten, denn sie helfen in keinem Fall. Befinden Sie sich in einer Erschöpfungsphase, scheinen negative Gedanken viel leichter aufzukommen als ein positives Denken.

Typische Anzeichen körperlicher Erschöpfung sind Sätze wie: »Ich ging früh zu Bett, habe lange geschlafen und bin trotzdem müde«, »Eigentlich bin ich immer erschöpft«, »Ich fühle mich zerschlagen« oder »Ich bin matt und abgespannt«.

Anzeichen einer kurzfristigen Überlastung

Jeder Mensch reagiert aus Selbstschutz am schnellsten, wenn er Schmerzen empfindet. Aus diesem Grund ist es wichtig, die Sprache des Körpers zu verstehen und an den körperlichen Symptomen zu erkennen, wann eine psychosomatische Überforderung vorliegt. Die Organsprache kann Ihnen dabei eine große Hilfe sein. Überlegen Sie einmal, wie oft Sie unbewusst Sätze aussprechen, in denen ein Organ vorkommt. Achten Sie auch darauf, in welchen Situationen Sie die folgenden Beispielsätze denken oder sagen.

Magen

Mit diesem Organ verarbeiten wir die aufgenommene Nahrung. Im übertragenen Sinn bestimmt der Magen darüber, was wir akzeptieren wollen. Typische Sätze für die fehlende Bereitschaft des Körpers, weitere Informationen aufzunehmen, sind:

»Das schlägt mir auf den Magen.«
»Den Ärger muss ich hinunterschlucken.«
»Das ist schwer zu verdauen.«

Bei einer Überforderung haben viele Menschen Magenstechen oder -schmerzen, es kann auch zu Krämpfen kommen.

Nieren

Das Organpaar reagiert besonders empfindlich auf Probleme, die im partnerschaftlichen oder sozialen Umfeld vorliegen. Dies zeigt sich unter anderen an folgenden Aussagen:

»Das geht mir an die Nieren.«
»Das ist nicht fair.«
»Ich bin sehr enttäuscht von dir.«

Körperlich zeigt sich eine Überlastung durch ein Ziehen in der Nierengegend oder durch Rückenschmerzen im Bereich der Lendenwirbelsäule.

Kopf und Geist

Das Gehirn ist die Schalt- und Steuerzentrale des Menschen. Unser Denken wird von der Logik bestimmt. Wenn wir etwas als irrational einschätzen und unsere Gedanken zu weit von der Realität abweichen, sagen wir häufig Folgendes:

»Das halte ich im Kopf nicht aus.«
»Mir brummt der Schädel.«
»Das macht mich verrückt.«
»Die Situation treibt mich in den Wahnsinn.«

Die körperlichen Anzeichen dieser Belastung sind Benommenheit, Druck im Kopf, punktuell stechende Schmerzen bis hin zu Kopfschmerzen.

Haut

Über die Haut entgiften wir unseren Körper. Stress, der ausschließlich negativ wirkt, ist Gift für den Körper. Der Körper versucht, den Stress nach außen abzustoßen. Die typischen Sätze sind:

»Ich könnte aus der Haut fahren.«
»Ich fühle mich unwohl in meiner Haut.«

Wenn eine Überforderung oder ein innerer Zwiespalt vorliegt, kann sich dies durch Hautausschläge oder Juckreiz äußern.

Mund

Wenn uns »die Kinnlade runterfällt« und der Mund offen bleibt, ist dies ein deutliches Signal dafür, dass die Kommunikation beendet ist. Uns fällt in diesen Situationen nichts mehr ein. Machen Sie einmal einen Selbsttest. Hören Sie ganz bewusst ein Lied im Radio, oder legen Sie ein Hörbuch ein. Öffnen Sie den Mund so, als ob Sie eben überrascht worden wären. Versuchen Sie dann, dem Text zu folgen. Es wird Ihnen sicherlich schwerfallen. Wenn Sie alles wieder bewusst hören, haben Sie wahrscheinlich unbewusst Ihren Mund geschlossen. Typische Sätze, die auf eine Überlastung hindeuten, sind:

»Ich bin baff.«
»Da bleibt mir der Mund offen stehen.«

Blase

Stress drückt auch auf die Blase. Die Folge ist ein erhöhter Harndrang, den Sie sicherlich von Prüfungssituationen her kennen. In diesen Situationen fallen Sätze wie:

»Ich stehe unter großem Druck.«
»Die Erwartungen an mich sind riesig.«

Lunge

Kaum ein anderer körperlicher Vorgang verdeutlicht das Lebensprinzip vom Nehmen und Geben besser als die Atmung. Sie passt sich unserem Lebensrhythmus, aber auch unserem Stressrhythmus an. Jede Unterbrechung des natürlichen Atemzyklus erzeugt zusätzlichen Stress im Körper, da wir nur kurze Zeit ohne zu atmen überleben können. Diese typischen Sätze zeigen die Überlastung an:

»Ich fühle mich eingeengt.«
»Mir schnürt jemand/etwas den Hals zu.«
»Da bleibt mir die Luft weg.«
»Mir fehlt der Raum zum Atmen.«

Faktoren für eine verminderte Stressresistenz

Wissenschaftlich nachgewiesen ist, dass es nicht die Gene sind, die uns für Stress empfänglich machen. Allerdings gibt es eine Entwicklung im Leben, die vorgeburtlich stattfindet und auf die wir daher keinen Einfluss nehmen können. Es ist die Prägung des Charakters, die wir während der Schwangerschaft erfahren haben. Die inneren Einflüsse, die Emotionen, Stimmungen und Stresssituationen, denen die werdende Mutter ausgesetzt ist, wirken sich auf das Kind aus. Diese Einflüsse können wir mehr oder weniger steuern. Werdende Mütter, die selbst stressanfällig sind, die sich leicht unter Druck setzen lassen oder die sich selbst gegenüber Druck erzeugen, geben diesen Stress an ihr Kind weiter. Wenn das Ungeborene also vermehrt dem Stress der Mutter ausgesetzt ist, wird es sein späteres Leben lang mit einem erhöhten Risiko, an Stress zu erkranken, konfrontiert sein. Denn bereits im Mutterleib werden die Sensoren des Kindes für die Stressanfälligkeit »justiert«. Wenn Stress dauerhaft auf das Kind einwirkt, werden diese Sensoren zu hoch eingestellt.[12] Eine Schwangere kann jedoch lernen, mit den Belastungen umzugehen.

Zur Bewertung der Vorbelastung haben Wissenschaftler der University of Washington in Seattle untersucht, wie sehr sich negative, aber auch positive Ereignisse auf das persönliche »Stresskonto« auswirken.[13] Der Volksmund sagt: »Die Zeit heilt alle Wunden«, und auch aus der wissenschaftlichen Untersuchung geht hervor, dass die

---

12 Vgl. Daniele Palu: Die Charakterschmiede. In: Welt der Wunder. 1/20808, S. 30.
13 Vgl. Angelika Wagner-Link: Aktive Entspannung und Streßbewältigung. Wirksame Methoden für Vielbeschäftigte. Renningen-Malmsheim 1996, S. 15f.

Wertigkeit einer Stressbelastung nach einem Jahr deutlich nachgelassen hat. Der kritische Wert einer Vorbelastung liegt bei 200 Punkten. Der Tod des Ehepartners steht mit 100 Punkten an der ersten Stelle der körperlich-geistigen Belastungen eines Menschen. Übrigens übt auch das Weihnachtsfest mit 12 Punkten oder der Erholungsurlaub einen gewissen Druck aus. Die TCM bestätigt, dass zu viel Freude dem Funktionskreis »Herz« schadet. Ich möchte Ihnen einen kurzen Auszug aus der Liste geben:

Scheidung 73 Punkte, Heirat 50 Punkte, Geburt 39 Punkte, sexuelle Probleme 39 Punkte, Urlaub 20 Punkte, Ärger mit dem Vorgesetzten 23 Punkte

Wie aber lassen sich diese Punkte einschätzen? Bei einem Ergebnis von 150 bis 199 Punkten wurde festgestellt, dass 37 Prozent der Menschen bereits krank waren. 51 Prozent der Menschen, deren Wert zwischen 200 und 299 Punkten lag, hatten eine Krankheit. Von den Menschen, deren Stressvorbelastung über 300 Punkten lag, waren schon 79 Prozent krank.

Richtige Abwehrstrategien

Was können Sie tun, damit die Hektik des Alltags Sie nicht »auffrisst«? Selbstverständlich helfen Ihnen regelmäßige Entspannungsübungen dabei, Stress abzubauen und Ihre Stressresistenz zu erhöhen. Aber schon im Vorfeld können Sie einiges zur Stressvermeidung tun.

Ideenwerkstatt

Zu einer langfristig angelegten Veränderung des Stressverhaltens gehört die Problemlösung. Schwierigkeiten, die uns täglich neu begegnen, verdrängte Probleme, die plötzlich wieder auftauchen, oder Probleme, die wir mit Absicht auf die »lange Bank« geschoben haben, stressen uns besonders stark.

Zählen Sie in zehn Sekunden drei Probleme auf, die Sie bewältigt haben, und drei unbewältigte. Ist Ihnen dies gelungen? Wenn es vielleicht nur zwei Probleme sind, waren dies wahrscheinlich nicht die bereits erledigten Schwierigkeiten. Erledigte Probleme geraten in den meisten Fällen schnell in Vergessenheit, während sich die aktuell anstehenden bis zu ihrer Lösung in unserem Geist manifestiert haben. Ungelöste Probleme lassen uns schlecht einschlafen und verderben uns schon am Morgen die Laune.

Aber Sie können an der Lösungsfindung arbeiten. Lassen Sie uns dazu eine Ideenwerkstatt einrichten. Was auf den ersten Blick wie eine rein kreative Maßnahme erscheint, entpuppt sich bei näherem Betrachten als ein systematisches Konzept.

1. Bestimmung des Problems 2. Ideensammlung 3. Phase der Kritik
4. Handlungsplan 5. Eine Idee wird Realität 6. Hat es geholfen?

Ihre Werkstatt hat sechs Arbeitsbereiche. Das bedeutet: Sie lösen Ihr Problem in sechs gleich wichtigen Schritten. Konzentrieren Sie sich also nicht auf den Arbeitsabschnitt, der Ihnen besonders entgegenkommt, sondern investieren Sie die gleiche Zeit – vielleicht sogar ein wenig mehr – in die eher »ungeliebten« Arbeiten.

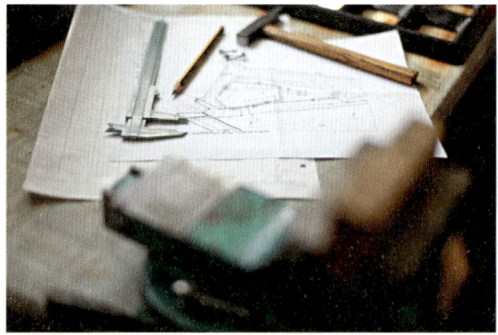 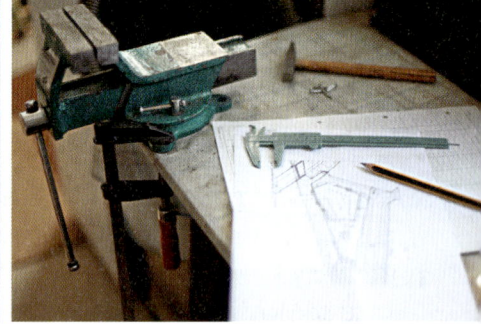

Bestimmung des Problems

Die Schwierigkeiten, die Ihnen am Herzen liegen, müssen nun auf den Tisch und möglichst genau beschrieben werden. Was ist die Ursache des Problems? Gibt es nur eine Ursache oder vielleicht mehrere, die eine Herausforderung zum Problem machen? Seien Sie sich aber auch darüber im Klaren, dass ein Problem zur Herausforderung zu machen zwar die innere Einstellung verändert, aber nicht zwangsläufig das Problem löst. Hinterfragen Sie sich selbst: »Wieso ist das für mich ein Problem und für andere nicht? Fehlt es mir an Informationen, Geld, Zeit oder Wissen? Wie kann ich dieses Manko ausgleichen?«

Sie können kein Problem lösen, das Sie nicht detailliert beschreiben können. Wenn Sie also das Gefühl haben, dass etwas auf Sie zukommt, bleiben Sie wachsam. Manchmal kann es auch hilfreich sein, ein großes Problem in kleine Einzelschwierigkeiten zu unterteilen.

Ideensammlung

Im ersten Schritt geht es nicht um die Qualität der Lösungsansätze, sondern um die Quantität. Halten Sie ein Brainstorming ab, das alle Möglichkeiten offenlässt. Ihr völlig freier Geist ist gefragt. Unterziehen Sie neue Ideen nicht sofort der Kritik, bewerten Sie nicht gleich ihren Bezug zur Realität. An einem Beispiel möchte ich Ihnen verständlich machen, was ich unter dieser wirklich wilden Fantasterei verstehe. Stellen Sie sich dazu vor, dass Sie ein kritisches Telefongespräch mit ungewissem Ausgang erwarten und sich mental darauf einstellen möchten. Fragen Sie sich, welche unterschiedlichen Reaktionsmöglichkeiten Sie haben, in dieser unangenehmen Situation nicht überrascht zu werden.

→ »Ich kann mir ganz ruhig die Argumente des anderen anhören und ihm ganz sachlich meine Kritikpunkte vortragen.« (Idealfall)
→ »Ich kann einen dominanten Sprachstil wählen und versuchen, meinen Gesprächspartner damit einzuschüchtern.«

- »Ich kann aggressiv und einschüchternd argumentieren.«
- »Ich kann laut werden und ich schreie meinen Gesprächspartner an.«
- »Ich kann mit dem Fuß auf den Boden stampfen.«
- »Ich kann einen Bleistift zerbrechen.«
- »Ich kann etwas in den Raum werfen.«
- »Ich kann auflegen.«
- »Ich kann das Telefon zum Fenster hinauswerfen.«

Keiner muss ein Opfer der Situation sein. Es gibt immer eine Lösung, auch wenn einige der hier geschilderten nicht der gesellschaftlichen Norm entsprechen. Befreiend wirkt schon das Wissen, dass auch extreme Lösungen existieren.

Also setzten Sie sich in dieser Phase keine Grenzen. Denken Sie scheinbar »gedankenlos«. Ihre Gedanken sind frei, Sie sind kreativ und in der Lage, Ihr Problem zu lösen. Beziehen Sie auch andere Menschen in die Ideenfindung ein. Zwei Köpfe sind meist kreativer als einer.

Phase der Kritik

Was bisher ausdrücklich nicht unerwünscht war, wird jetzt von Ihnen gefordert. Bewerten Sie Ihre Einfälle. Die Frage, die Sie sich stellen müssen, ist: »Wie nah bringt mich jede einzelne Idee der Lösung meines Problems?« Klären Sie dazu folgende Punkte:

- »Welche Auswirkung hat meine Idee?«
- »Wie sehr bringt sie mich weiter?«
- »Welche Risiken birgt sie?«
- »Setze ich sie zur Problemlösung ein, hilft sie mir langfristig oder entlastet sie mich nur für den Moment?«
- und daraus folgernd: »Was ist mir wichtiger?«

Dieser ersten Bestandsaufnahme folgt die entscheidende Beurteilung, der Ihre Idee standhalten muss: »Kann ich diesen Ansatz überhaupt in die Tat umsetzen? Ist er realitätsnah, oder bleibt er nur eine Fantasie, wenn ich alle Begleitumstände in meine Überlegungen einbeziehe?«

Als Nächstes streichen und vergessen Sie die Einfälle, die die bisherigen Prüfung nicht bestanden haben. Listen Sie die verbliebenen Ideen nach den Erfolgsaussichten auf. Beginnen Sie mit dem Erfolg versprechendsten Ansatz.

Handlungsplan
Bevor es an die Umsetzung Ihrer Ideen geht, sollten Sie bestimmen, welche Schritte erfolgen sollen und wann der richtige Zeitpunkt dafür gekommen ist, den nächsten Schritt zu tun. Bedenken Sie dabei auch die Methoden, die Sie einsetzen wollen.

Eine Idee wird Realität
Nun ist die Zeit der Umsetzung gekommen. Setzen Sie entsprechend Ihrem Aktionsplan zuerst die Idee um, die am meisten Erfolg verspricht. Ich rate Ihnen dazu, bei den ersten »Gehversuchen« zur Stressbewältigung nicht gleich das größte Problem in Angriff zu nehmen. Wie ein Musiker müssen Sie lernen, mit den Instrumenten umzugehen, die Sie in Ihrer Ideenwerkstatt aufgebaut haben.

Setzen Sie sich einen zeitlichen Rahmen, der aber nicht zu knapp bemessen ist und Sie nicht unter Termindruck bringt. Sie wollen ja keinen zusätzlichen Stress produzieren, sondern Ihren Stress reduzieren. Beobachten Sie die Vorgänge und Abläufe mit Gelassenheit, und üben Sie sich in Geduld.

Hat es geholfen?

Nachdem Ihre Intuition zum Gedanken geworden ist und Sie Ihre Idee nach einem sinnvollen Konzept zur Realisierung gebracht haben, ist es nun an der Zeit, ein Resümee zu ziehen. Überprüfen Sie Ihren Erfolg. Hat die Verwirklichung Ihrer Idee geholfen? War die Umsetzung erfolgreich? Oder woran lag es, dass Sie mit Ihrer Idee gescheitert sind? Denken Sie immer an das Sprichwort: »Es ist noch kein Meister vom Himmel gefallen.«

Wenn Ihr Vorhaben an Problemen bei der Umsetzung gescheitert ist, schlagen Sie einen anderen Weg ein. Lag es an Ihnen, vielleicht an der fehlenden Geduld oder der Ausdauer, dann arbeiten Sie daran. Wenn Sie danach immer noch feststellen, dass Ihr Lösungsansatz weder sinnvoll noch erfolgreich ist, verwerfen Sie ihn. Es gibt ja noch viele weitere Ideen auf Ihrer Liste.

Auf die beschriebene Art und Weise können Sie alle Ihre Probleme abarbeiten. Sie werden mit der Zeit eine Feststellung machen: Je mehr Übung und Erfahrung Sie mit Ihrer Ideenwerkstatt gemacht haben, desto größer wird auch Ihr Erfolg und desto kleiner wird Ihr Berg an Belastungen.

Geben Sie Ihrem Stress einen anderen Namen

Stress ist ein Begriff, der mit negativen Assoziationen besetzt ist. Nur selten werden seine positiven Aspekte gewürdigt. Wenn Sie feststellen, dass Sie gestresst sind, aber nicht wissen, woran das liegt, lassen Sie sich auf den folgenden Versuch ein. Sie erhalten damit vielleicht ein ganz neues Bild »Ihres« Stresses. Vielleicht finden Sie heraus, was Sie stresst, oder Sie entdecken neue Facetten Ihres Problems. Und vielleicht ist dies sogar ein Schlüssel zu einem entspannteren Leben.

Bilden Sie eine Assoziationskette nach der Methode des Lateralen Denkens, das Edward de Bonos entwickelt hat. Sie regen dabei die seitlichen Hirnareale an, wodurch Ihre intuitiven und unbewussten Vorstellungen zutage treten können.

Für das Gelingen dieser Übung ist es wichtig, dass Sie immer nur eine Seite nach der anderen bearbeiten und nicht vorschnell weiterblättern, um zu sehen, was folgt. Der Ablauf auf der ersten Seite ist ganz einfach.

Gehen Sie vom Oberbegriff »Stress« aus. Lassen Sie ihn auf sich wirken, und schreiben Sie dazu vier Begriffe auf, die Ihnen spontan dazu einfallen. Spontaneität ist bei dieser Übung äußerst wichtig. Versuchen Sie, rationale Überlegungen zu unterlassen, und hören Sie auf das, was Ihnen Ihr Bauch, Ihr Herz und Ihre Gefühle sagen. Gleichen Sie dies nicht mit Erfahrungen ab, und denken Sie nicht über eine realistische Einschätzung dieser intuitiven Ideen nach. Wenn Sie unter Stress stehen, ist nicht nur Ihre rationale Seite, sondern ganzheitlich betrachtet natürlich auch das Unterbewusstsein angespannt. Auf diesem Weg geben Sie ihm die Möglichkeit, sich zu melden.

Stress

Fassen Sie nun diese vier Begriffe in zwei neuen Assoziationen zusammen.

Nun folgt der letzte Schritt. Fassen Sie diese beiden Begriffe wieder intuitiv zu einem zusammen. Welchen Namen trägt »Ihr« Stress am Ende der Assoziationskette? Was Sie jetzt herausgefunden haben, gilt allerdings nur für eine kurze Zeit. Es ist eine Momentaufnahme. Wiederholen Sie den Test regelmäßig. Er kann auch bei Problemlösungen in anderen Bereichen hilfreich sein.

Die Kraft der Gedanken

Achte auf deine Gedanken, denn sie werden Worte.

Achte auf deine Worte, denn sie werden Handlungen.

Achte auf deine Handlungen, denn sie werden Gewohnheiten.

*Achte auf deine Gewohnheiten,
denn sie werden dein Charakter.*

Achte auf deinen Charakter, denn er wird dein Schicksal.

Aus dem Talmud

Die Gedanken besitzen eine große Macht, derer wir uns meistens gar nicht bewusst sind. Sie sind eine Energiequelle, die wir gern unterschätzen und häufig nicht nutzen. Merkwürdigerweise ist es oft so, dass wir dieses Potenzial gegen uns selbst einsetzen und uns mit negativen Gedanken und Vorahnungen das Leben schwer machen. Gelingt es Ihnen, diese fast unerschöpfliche Quelle der Kraft zu erschließen, wird Ihr gesamtes Leben einen positiveren Verlauf nehmen.

Ein Gedanke ist ein eigenständiges Element. Er entsteht erst dann, wenn verschiedene Faktoren wie Wille und Vorstellungskraft zusammenfinden. Diese ideale Konstellation birgt Leistungspotenziale in sich, die außergewöhnliche Aktivitäten ermöglichen. Wenn die Überzeugung und das Selbstbewusstsein über die geistige Kraft ganz natürlich und ausreichend vorhanden sind, haben Zweifel, Unsicherheit und Furcht keine Möglichkeit, Ihre Energie aufzuhalten. Eine starke Überzeugung anstelle von Selbstzweifeln ist die Grundlage für den persönlichen Erfolg. Eine Gedankenwelt, in der Wille und Vorstellungskraft übereinstimmen, lässt in allen Bereichen Entwicklungen in ungeahnten Dimensionen zu. Besonders zur Aktivierung der Selbstheilungspotenziale ist ein positives Denken unerlässlich.

Bedeutend öfter als auf diese günstige Konstellation treffen wir auf ein Missverhältnis zwischen Wille und Vorstellungskraft. Sie, ich und jeder andere Mensch auch haben manchmal Selbstzweifel. Doch was sich der Mensch in seinem Inneren nicht vorstellen kann, kann er auch trotz eines starken Willens nicht realisieren. Das Unbewusste, in dem die Vorstellungsbilder entstehen, bestimmt nicht nur die Funktionen des Körpers, sondern auch alle anderen Vorgänge des Lebens. Das Unbewusste wirkt auf die Ganzheit des Menschen und bestimmt so sein seelisches, geistiges und körperliches Wohlbefinden. Bei einem Menschen, der sich von Zweifeln leiten lässt, ist Erfolg ein reines Zufallsprodukt.

Das Beispiel mit dem Brett

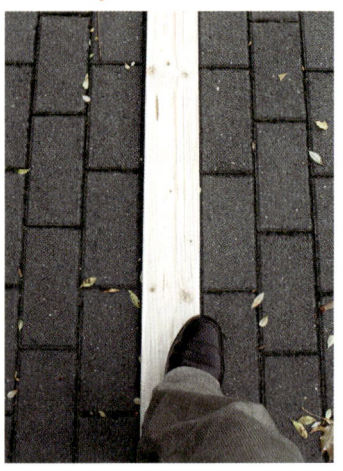

Émile Coué, der französische Apotheker und Begründer der bewussten Autosuggestion, beschreibt in seinem Buch »Die Selbstbemeisterung durch bewusste Autosuggestion« mit einem sehr anschaulichen Beispiel, was Wille und Vorstellungskraft sind.[14] Dieses Beispiel möchte ich Ihnen nun beschreiben.

Beispiel 1

Vor Ihnen auf dem Boden liegt ein Brett, das zehn Zentimeter breit und fünf Meter lang ist.

---

14 Vgl. Émile Coué: Die Selbstbemeisterung durch bewusste Autosuggestion. Basel 2005, S. 7f.

Wenn ich Sie dazu auffordern würde, über dieses Brett zu gehen, würden Sie meiner Aufforderung sicherlich nachkommen. Wieso auch nicht, es kann ja nichts passieren. Ihr Wille und Ihre Vorstellungskraft stimmen überein und lassen keinen Selbstzweifel zu.

Beispiel 2

Dasselbe Brett liegt dieses Mal nicht auf dem Boden, sondern über einem Abgrund. Es verbindet zwei hohe Türme miteinander. Bis auf die Position des Brettes gelten die gleichen Voraussetzungen. Würden Sie genauso über das Brett gehen wie beim ersten Mal? Höchstwahrscheinlich würden Sie meiner Aufforderung diesmal nicht nachkommen. Doch was ist passiert? Der Wille und die Vorstellungskraft weichen voneinander ab.

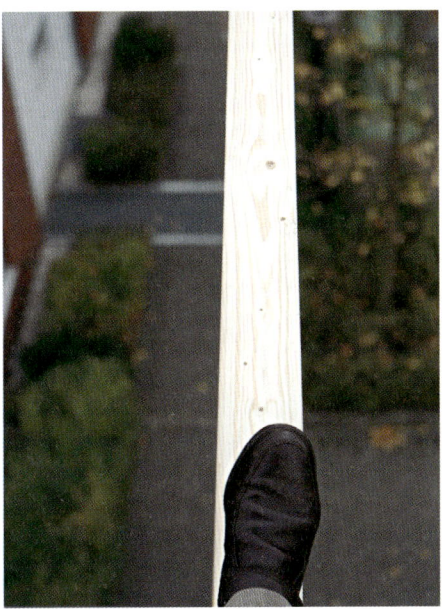

Der Wille möchte den Abgrund überqueren, doch in Ihrer Vorstellung entwickeln sich Zweifel, Ängste und Unsicherheit. Sie werden denken: »Ich könnte danebentreten und das Gleichgewicht verlieren«, oder: »Ich könnte mich beim Sturz verletzen oder sogar zu Tode kommen.« Bei den gleichen Voraussetzungen, gleicher Länge und Breite des Bretts, wird das Überqueren des Abgrunds scheitern. Fehlt es Ihnen an Vorstellungskraft in Ihrem tiefsten Inneren, gelingt die Umsetzung eines Vorhabens meistens nicht.

Die Psychophysiologie ist ein Wissenschaftszweig, der untersucht, wie Gedanken und Gefühle auf den Menschen einwirken und welche Reaktionen sie hervorrufen. Bei vielen Krankheitsbildern und so auch bei den verschiedenen Arten von Kopfschmerzen scheinen diese Vorgänge gestört zu sein und nicht koordiniert abzulaufen. Es wird davon ausgegangen, dass es im Gehirn eine Verbindung zwischen der Gedankenwelt des Bewusstseins und dem autonomen Nervensystem gibt.[15]

Aus dem Autogenen Training und dem Mentaltraining sind vielen Menschen Suggestionen, Selbsthypnosen und Glaubenssätze bekannt, die nachweislich die Körperfunktionen beeinflussen. Mit diesen Hilfsmitteln erschaffen wir ein inneres Selbstverständnis, auf das unser Körper reagiert.

Machen Sie einen einfachen Test, und gehen Sie dazu kurz in sich. Was fühlen Sie? Sagen Sie sich nun ein paar Mal ganz bewusst und langsam: »Ich bin vollkommen ruhig und gelassen«. Sprechen Sie diesen Satz laut aus, und spüren Sie den Worten nach. Was haben Sie in Ihrem Körper bewirkt? Wie fühlt er sich jetzt an?

Das Autogene Training basiert auf der Wirkung von Hypnose und chinesischer Meditation. Die Chinesen haben schon früh die Wirkung von Worten auf den Körper erkannt. Eine klassische Entspannungsübung finden Sie auf S. 149 im Praxisteil dieses Buches.

Einen Beweis für die Kraft der Gedanken tritt die Medizinforschung an. Medikamente ohne Arzneiwirkstoff, sogenannte Placebos, können bei vielen Erkrankungen erfolgreiche Helfer sein. Meditationen und ein regelmäßiges Entspannungstraining können auch Ihnen dabei helfen, Stress abzubauen und Ängste zu verringern. Aus der Entspannungspädagogik kennt man Visualisierungen, d. h. das Vorstellen von inneren Bildern. Diese Übungen können dazu führen, dass verengte Herzarterien sich wieder weiten und sogar Verstopfungen sich auflösen. Auch Patienten mit

---

15 Eva-Maria Schnurr: Heilkraft der Gedanken. In: Stern. gesund leben. 3/2008, S. 80.

Bluthochdruck, die erfuhren, dass sie ein Placebo-Präparat einnehmen, reagierten weiterhin positiv auf das Mittel. Die innere Überzeugung und das Vertrauen darauf, dass die Heilung »funktioniert«, bewirken bei ihnen diesen positiven Effekt. Das ist aktive Selbstheilung. Auch bei Migräne lösten Placebos Reaktionen aus, die die Hormonproduktion schmerzlindernder Stoffe verstärkte.[16]

Wir alle verfügen sozusagen über unsere eigene »Kopfapotheke«. Auch Sie sollten lernen, sich dieses Angebots zu bedienen. Das kann Ihnen nur durch die feste Überzeugung gelingen, dass Sie gesund werden. Mithilfe der folgenden Methoden finden Sie einen Zugang zur Ihrer Geisteskraft.

Mentaltraining – Wir sind, was wir denken

Es ist möglich, alles zu verändern, wenn wir das eigene Denken verändern. Wir können alles haben und sein, wenn wir unsere Gedankenkraft gezielt auf die Dinge ausrichten, die wir haben oder sein wollen. Es gibt also kein Schicksal im Sinne vom unwillkürlichen Eintreten von Ereignissen. Auch die Redewendung »jeder ist seines Glückes Schmied« besagt, dass jeder Mensch sein Glück selbst erschaffen kann. Durchdenken Sie bei nächster Gelegenheit einmal, wenn das Schicksal »zugeschlagen« hat oder Sie großes Glück gehabt haben, wie Ihre Gedanken zu dieser Situation waren. Was haben Sie sich gedacht?

Die Ursachen für unser Leben liegen im eigenen Bewusstsein. Was wir im Innern sind, erleben wir ständig im Außen – eben aufgrund des Gesetzes der Anziehung. Durch Prägungen und Blockaden, die wir selbst im Unterbewusstsein erzeugt haben, werden wir immer wieder Situationen ausgesetzt, die uns an eben diese Prägung erinnern. Mit unseren Worten und Gedanken konditionieren wir, sowohl in positiver als auch in negativer Hinsicht. Die Realität reflektiert uns dann nichts

---

[16] S. Junge, D. Palu, F. Schön: Selbstheilung. Die geheime Macht in uns. In: Welt der Wunder, 2/2007, S. 15.

anderes, als unsere im Unterbewusstsein verankerten Überzeugungen. Wenn es Ihnen gelingt, eine positive Prägung vorzunehmen, steigen auch Ihre Aussichten auf Erfolg ganz erheblich.

Glaubenssätze

»Der Glaube versetzt Berge.« Wer kennt diesen Ausspruch nicht? Unsere Glaubenssätze, also die »Wahrheiten«, von denen wir fest überzeugt sind, prägen unser Denken, Fühlen und Handeln. Wir übersehen dabei aber oft nur eines: Wenn wir etwas glauben, dann ist das nur eine mögliche Sicht der Dinge und eben nicht die absolute Wahrheit.

Glaubenssätze sind Meinungen und Überzeugungen, die wir nach bestimmten Erlebnissen oder aus Erfahrungen heraus gebildet haben oder die wir von anderen Menschen übernommen haben. Typische Glaubenssätze sind:

»Ich bin nicht liebenswert.«
»Ich habe immer Pech.«
»Männer können nicht treu sein.«
»Frauen können nicht Auto fahren.«

An diesen Beispielen können Sie erkennen, dass Glaubenssätze sehr häufig Verallgemeinerungen sind, die etwas »in Stein meißeln«, das so nicht immer zutreffen muss. Glaubenssätze bilden die Grundlage für sich selbst erfüllende Prophezeiungen. Damit machen wir uns das Leben oft schwer, denn wir verschließen uns der Möglichkeit, andere, vielleicht viel positivere Erfahrungen zu machen. Versuchen Sie es selbst einmal. Wählen Sie einen positiven Glaubenssatz, und glauben Sie an die Worte, die Sie sich suggerieren: »Sie sind liebenswert. Sie haben Glück.«

Affirmationen

Affirmationen sind Gedankenmuster, durch die wir unser tägliches Erleben erschaffen. Wir geben dem Tag und seinen Abläufen eine Richtung, indem wir uns mental und damit auch körperlich auf ihn einstellen. Das beste Beispiel für die Wirkung der Vorstellungskraft im negativen Sinne ist ein »Freitag, der 13.«. Misserfolge, Ungeschicke und sonstige negative Gedanken werden auf diesen Tag fixiert. Man erwartet, dass an diesem Tag auch negative Ereignisse eintreten. Alles andere würde doch sehr verwundern?! Menschen, die an diesen besonderen Tag glauben, erfüllen alle Voraussetzungen für eine erfolgreiche Suggestion. Die Überzeugung, dass etwas Schlimmes passieren wird, und das Ausschalten des eigenen Willens bilden die Grundlage für die völlig freie Entfaltung der Vorstellungskräfte und führen zu einem zweifelhaften »Erfolg«. Der gesamte Organismus wurde bereits beim Aufstehen auf die »Katastrophe« programmiert, und die umgestoßene Kaffeetasse beim Frühstück zeigt, wie stark man sich selbst negativ konditionieren kann.

»Die Welt ist ungerecht« oder »Das Leben ist toll« bzw. »Meine Arbeit ist anstrengend und stressend« oder »Ich liebe die Herausforderung in meinem Beruf«; Sie können es sich aussuchen, in welche Richtung Sie Ihr Leben beeinflussen wollen.

Führen Sie Selbstgespräche, aber richtig

Auch die Vorstellungskraft, die eigentliche Triebfeder jeden Fortschritts, können Sie im wahrsten Sinne des Wortes positiv ansprechen. Suggestion ist der Schlüssel, mit dem Sie sich dieses Potenzial erschließen können. Für den Erfolg dieser Methode gibt es allerdings eine wichtige Voraussetzung: Übung. Wenn Sie nicht bereit sind, mindestens einmal täglich die Formeln zu sprechen, werden Sie nichts verändern können. Bedenken Sie auch den positiven Nebeneffekt dieser Regelmäßigkeit: Sie meditieren, während Sie sich auf die Worte konzentrieren, und Meditation sorgt für Entspannung.

Ich habe Ihnen drei positive Grundformeln zusammengestellt. Ob sie Ihren Wünschen und Anforderungen entsprechen, entscheiden Sie selbst. Sie können auch andere Worte wählen. Ich starte mit diesen Sätzen in den Tag und verbinde sie dabei mit meinem Atemrhythmus. Mit dieser Übung erschaffe ich eine positive Grundstimmung, sowohl mental als auch körperlich.

1. Sprechen Sie beim Einatmen »Ich bin« und beim Ausatmen »ruhig und gelassen«.
2. Sprechen Sie beim Einatmen »Ich bin« und beim Ausatmen »gesund und stark«.
3. Sprechen Sie beim Einatmen »Ich habe« und beim Ausatmen »keine Angst«.

Die dritte Suggestion unterstütze ich, indem ich meine Hände auf die Nieren auflege. In der TCM steht der Funktionskreis »Niere« in direkter Verbindung zu den Gefühlen der Angst und der Furcht. Durch das Handauflegen schütze ich mich zusätzlich.

Wenn Worte Stress bereiten

Worte besitzen eine große Macht. Sie wirken auf andere, das ist Sinn und Zweck der Kommunikation. Aber Worte sind nicht nur Ausdruck unserer Gedanken und Gefühle, sie hinterlassen auch beim Sprechenden einen bleibenden Eindruck, denn sie sind das Mittel der Kommunikation zwischen der Gedanken- und Gefühlswelt und dem Körper. Sie können befreiend wirken, wenn wir uns »etwas von der Seele reden«. Aber sie führen nicht nur vom Körper weg, sondern von unserem Geist und unserer Seele zum Körper hin. Belastende Worte belasten auch den Körper.

Jeder Mensch, der vor anderen Menschen auftreten soll, kennt es, das Gefühl innerer Anspannung, das »Lampenfieber«. In der Regel kann uns nichts passieren, aber viele Menschen denken oder reden sich ein, dass sie den Auftritt nicht schaffen oder dass sicherlich etwas schiefgehen wird. Das sind bereits die belastenden Worte, die uns Stress bereiten. Hinter ihnen verbirgt sich die Angst vor dem Versagen und die Furcht davor, sich zu versprechen, zu stottern oder den Faden zu verlieren. Doch das sind die ganz normalen Ängste, die in solchen Situationen auftreten.

Wenn ich einen Vortrag halte oder ein Seminar leite, habe ich ebenfalls »Lampenfieber«. Das ist gut so und auch wichtig. Ich habe seit Jahren Erfahrung als Seminarleiter und Trainer. Ich weiß, was ich tue und wie ich es tue, und trotzdem hilft mir der Adrenalinschub dabei, meine Höchstform zu erreichen. Die Kunst liegt doch darin, mit dem »Lampenfieber« umzugehen: Lähmt mich meine Angst oder beflügelt sie mich?

Sehen Sie den Vortrag, das Gespräch mit dem Vorgesetzten oder auch die Rede im Familienkreis nicht nur als Herausforderung mit Risiken und Gefahren, sondern begegnen Sie diesem Ereignis mit Vorfreude. Versuchen Sie es auch einmal. Wahrscheinlich werden Sie vom Ergebnis Ihrer neuen Einstellung überrascht sein.

Stark stressende Worte sind auch: »Ich bin enttäuscht« oder »Ich habe Frust«. Hören Sie sich einmal bewusst an Ihrem Arbeitsplatz, in der Familie oder im Freundeskreis um. Sie werden merken, wie oft der Begriff »Frust« in unserer Umgangssprache auftaucht. Wer sich den Frust einredet, begeht ein Stück weit Selbstzerfleischung und stempelt sich selbst zum Versager. Dieser Person geschehen dann häufig Dinge, die sie enttäuschen und zusätzlich frustrieren.

Sollten Ihnen bei Ihrer Rede doch einmal Fehler unterlaufen, fangen Sie sich schnell wieder, und erkennen Sie in dieser Situation eine neue Erfahrung. Gerade aus negativen Erfahrungen können wir lernen und zukünftig Fehler vermeiden.

Es gibt ein weiteres wichtiges Wort, das im Alltag geradezu inflationär benutzt wird: das Wort »muss«. Beobachten Sie sich einmal. Wie oft sagen Sie zu sich »Das muss ich noch erledigen«, »Das muss sein« oder auch »Daran muss ich arbeiten«? Jedes »Muss« belastet Sie und setzt Ihren Körper unter Stress. Dieses Wort signalisiert immer, dass es keine andere Lösung und keinen anderen Weg gibt.

Wie können Sie diese sprachlichen Stressauslöser umgehen? Es ist eigentlich ganz einfach und erfordert nur Ihre Aufmerksamkeit. Ersetzen Sie die Worte »Ich muss arbeiten« durch »Ich gehe arbeiten«. An die Stelle von »Ich muss noch Sport treiben« tritt dann »Ich treibe noch Sport«. Ich bin sicher, dass Sie unzählige Beispiele dafür finden werden, wie Sie sich täglich einreden, dass Sie etwas müssen. Ersetzen sie das »Müssen« durch »Können« oder einfach nur durch »Tun werden«. Auch mir ging es nicht anders, und ich arbeite noch immer an entspannteren Formulierungen für meinen Alltag.

Stress entsteht immer dann, wenn wir nicht im Hier und Jetzt sind, sondern noch in der Vergangenheit gefangen oder von der Zukunft beeinflusst werden. Betrachten Sie zum Schluss dieser Überlegungen ein paar Sätze zum Thema »Arbeit«.

- »Ich habe gearbeitet«: Wenn Sie etwas getan haben, ist es noch gegenwärtig. Also ist auch die Arbeit in diesem Satz gegenwärtig, und auch Ihr Körper empfindet sie als noch nicht vollendet.
- »Ich arbeitete«: Hier lassen Sie keinen Zweifel daran, dass die Arbeit Vergangenheit ist.
- »Ich arbeite morgen«: In diesem Beispiel nutzen Sie die Gegenwartsform. Die Arbeit wird also nicht erst morgen auf Sie zukommen, sie wirkt schon jetzt geistig und körperlich auf Sie ein.
- »Ich werde morgen arbeiten«: Damit weisen Sie der Arbeit ihren Platz in der Zukunft zu und bleiben selbst im Hier und Jetzt.

# Gesundheitsphilosophie und Methoden der chinesischen Heilkunde

Die Ganzheit

Die Hilfen, die ich Ihnen in diesem Buch und der gesamten Gesundheitsreihe vorstelle, basieren auf den Lehren und Erfahrungen der chinesischen Gesundheitsphilosophie. Das Denken in dieser Philosophie ist grundsätzlich ganzheitlich, es bezieht immer den gesamten Menschen ein. Die chinesische Medizin sieht den Menschen nicht als Gesamtheit von Einzelteilen, wie z. B. Organen, Knochen und Geweben, sondern als Teil eines Ganzen. Er ist der Mikrokosmos, der im Makrokosmos der Natur lebt, und beide beeinflussen einander. Das chinesische Denkmodell berücksichtigt auch die drei sich beeinflussenden Elemente Körper, Geist und Seele.

Ein Mensch erkrankt nicht nur an den Organen oder in den Gewebestrukturen, die Ursachen seiner Erkrankung spiegeln sich immer auch in seinem Geist und im Zustand seiner Seele. Für eine umfassende Beurteilung seines Gesundheitszustands sollten immer auch seine Lebensgewohnheiten, sein soziales Umfeld, seine alltäglichen Arbeiten, seine Gefühlswelt, die Ernährung und auch die nicht beeinflussbaren klimatischen Veränderungen betrachtet werden. In der chinesischen Heilkunde fließt daher auch die Lebenssituation des Erkrankten in den Befund ein. Der westliche Arzt »heilt« den Patienten – der chinesische Arzt zeigt dem Patienten nur den Weg zur Heilung. Der Erkrankte heilt sich selbst durch die Aktivierung seines eigenen Gesundheitspotenzials. Diese Philosophie steht im Gegensatz zur klassischen Schulmedizin, wo Werte und das Messbare entscheiden, in welchem Teil des Körpers die Ursache eines gesundheitlichen Problems liegt. Immer mehr Schulmediziner nehmen aber auch die ganzheitliche Seite ihrer Patienten wahr.

Yin und Yang

Das globale Lebensprinzip, nach dem alles zwei Seiten hat, ist so alt wie die Menschheit. Der Mensch lässt sich von der Natur inspirieren. Die wichtige Einteilung in Phasen der Aktivität und Zeiten der Ruhe ist die Grundlage aller natürlichen Vorgänge. Der Wechsel von Tag und Nacht bestimmt für die meisten Menschen das Leben. Ebbe und Flut bilden die zwei Pole innerhalb der Einheit der Gezeiten.

Erst die Dualität von Dingen ermöglicht ein Einordnen und gibt ihnen eine klare Struktur. Ohne unten gibt es keinen Gegenpol zu oben, ohne Innen kein Außen, ohne Kälte keine Wärme usw.

Die Chinesen nannten die beiden gegensätzlichen und untrennbaren Pole »Yin« und »Yang«. Diese Bezeichnungen entlehnten sie Beobachtungen in der Natur. Sie wollten wiederkehrende, natürliche Abläufe erkennen und dieses Wissen zum Vorteil der Menschen nutzen, vor allem in der Landwirtschaft. Die Erkenntnisse aus den natürlichen Wandlungsphasen ermöglichten es ihnen, sich rechtzeitig auf Veränderungen einzustellen und auf Probleme vorzubereiten. Das folgende Symbol für Yin und Yang haben Sie sicherlich schon einmal gesehen:

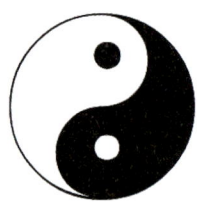

Das Bild, aus dem die Chinesen die Theorie von Yin und Yang ableiteten, war ein Hügel, der von der Sonne beschienen wird. Die schattige Seite wurde Yin und die Sonnenseite Yang genannt. Die Nacht als Schattenseite des Tages wurde dem Yin zugeordnet, während der helle Tag im Zusammenhang mit dem Yang steht. Mit dem Yin sind unten und die Erde verbunden, während das Yang oben und den Himmel darstellt.

Von großer Bedeutung für die Lehre von der menschlichen Funktionsweise war die Festlegung des Yin als weibliches Prinzip, das der nährenden, bewahrenden und schließenden Funktion entspricht. Auch im westlichen Kulturkreis spricht man von der »Mutter Erde«.

Yang dagegen ist das männliche Prinzip mit den Tätigkeiten: Öffnen, Voranstreben und Ausgeben. Nun folgt eine Aufteilung der Grundkategorien in Yin und Yang:

Yin	**Yang**
Erde	Himmel
Nacht	Tag
Wasser	Feuer
minus	plus
Mond	Sonne
weibliches Prinzip	männliches Prinzip
rechts	links
innen	außen
passiv	aktiv
vorn	hinten
weich	hart
unten	oben
Ruhe	Bewegung

Im Organismus finden sich diese Prinzipien im vegetativen, dem unwillkürlichen, Nervensystem und in dem aktiven Teil, dem Sympathikus, wieder. Der Sympathikus sorgt für die Bewegung im Körper. Herzschlag, Atmung und verschiedene Stoffwechselvorgänge werden beschleunigt, wenn Yang dominiert. Der passive Part des Vegetativums, der Parasympathikus, beruhigt die Aktivitäten, damit sich der Organismus regenerieren kann. Nur wenn Sympathikus und Parasympathikus harmonieren, ist die Gesundheit des Menschen gesichert.

Die TCM schuf in Anlehnung an Yin und Yang den Leitsatz vom dynamischen Gleichgewicht. Yin und Yang stehen sich nicht als starre Pole gegenüber, sondern sind vielmehr sich wandelnde Formen. Im stärksten Yin ist auch ein Anteil von Yang zu finden, und das stärkste Yang enthält immer einen kleinen Anteil von Yin. Diese kleinen Gegengewichte in den Extremzuständen spiegeln sich im Yin-Yang-Symbol in dem kleinen schwarzen bzw. weißen Punkt wider.

Die Schätze des Menschen

Nach chinesischer Auffassung verfügt jeder Mensch über drei angeborene Qualitäten, die die Chinesen Schätze nennen. Unter dem **Geist** werden die geistige Kraft, aber auch die Wesensstärke und der natürliche Instinkt verstanden. Das **Qi** ist die Lebensenergie, die alles in Bewegung hält und uns zu unseren Zielen führt. Die **Essenz** bezeichnet die Tatkraft, die für die Erfüllung unserer Wünsche und Träume nötig ist. Die Quantität dieser drei Schätze bestimmt, wie unser Leben verläuft. Sind geistige Stärke, Vitalenergie und Tatkraft in ausreichendem Maß vorhanden, fühlen wir uns wohl und sind leistungsfähig und gesund. Wir sind dann in der Lage, ein aktives und dynamisches Leben zu führen. Ein **geistiger Instinkt** erweckt einen **Gedanken** zum Leben. Man könnte sagen, dass wir eine **Idee** haben, die unsere Hoffnungen, Wünsche und Pläne in sich trägt. Unsere **Vorstellungskraft** ist geweckt. Nun brauchen wir den **Willen,** der die Idee in die Realität umsetzt. Weder allein die Vorstellungskraft noch allein der Wille reicht dazu aus, Pläne erfolgreich zu verwirklichen. Erst wenn beide miteinander harmonieren, stellt sich Erfolg ein. Für alles, was wir in unserem Leben tun wollen, brauchen wir **Energie und Tatkraft.** Am Ende dieser schematisch dargestellten Entwicklung haben wir unseren Geistesblitz zur Realität gemacht.

Im Taijiquan, dem chinesischen Schattenboxen, gibt es eine Übungsanforderung, die genau diesem Schema folgt. Sie lautet:

Herz – Gedanken – Energie – Kraft

Der Funktionskreis »Herz« ist für einen klaren Verstand zuständig. Durch die geistige Klarheit entstehen Gedanken und die genaue Vorstellung, wie die Form vollendet werden soll.[17] Das »Herz« im Sinne eines klaren Verstandes entwickelt einen Gedanken. Die Energie setzt diese Idee in Bewegung um, und daraus entwickelt sich Kraft.

Ein kleiner Alltagstipp an dieser Stelle: Wenn Sie zwar eine Idee haben, diese aber nicht umsetzen können, erinnern Sie sich an das Schema. Finden Sie heraus, welches Element Ihnen zur Umsetzung der Idee fehlt. Ist es die Vorstellungskraft und der Wille? Oder sind es die Energie und der Elan? Seien Sie sich bewusst, dass nur das Zusammenspiel aller Elemente den erwünschten Erfolg mit sich bringt. Finden Sie Ihre Schwachstelle, und versuchen Sie, sie zu stärken und letztlich zu beseitigen.

---

17 Unter Form versteht man im Taijiquan die Aneinanderreihung von einzelnen Bewegungsfiguren zu einem komplexen Übungsablauf.

Die klimatischen Einflüsse

Alles bildet eine Einheit, alles in uns, aber auch außerhalb in der Natur. Jeder Makrokosmos spiegelt sich im Mikrokosmos wider, das Große findet sich immer im Kleinen.

Die **Trockenheit** beeinflusst das Metall und den Funktionskreis »Lunge«. Mit der »Lunge« sind die Trauer und das Weinen, aber auch die Geschmacksrichtung »scharf« verbunden.

Wenn die Natur für **Kälte** sorgt, wird auch der Funktionskreis »Niere«, dem das Element Wasser zugeordnet ist, beeinflusst. Das kann dazu führen, dass unterschwellige Ängste zutage treten oder bestehende Ängste verstärkt werden. Dies wiederum kann uns »an die Nieren gehen« oder auch den Druck auf die Blase erhöhen, was einen erhöhten Harndrang zur Folge hat. Die Verwendung von zu viel Salz sollte in der Ernährung vermieden werden.

Der **Wind** steht in Verbindung mit dem Erdelement Holz. Im Menschen steht es für den Funktionskreis »Leber« und die Sehnen. Holz wiederum ist verbunden mit der Wut und dem Schreien, aber auch der Geschmacksrichtung »sauer«.

Die Hitze der Sonne wirkt auf das Element **Feuer** und in unserem Körper auf den Funktionskreis »Herz«. Der Herz- und der Dünndarm-Meridian werden durch die Hitze beeinflusst. Mit dem »Herz« sind die Geschmacksrichtung »bitter«, aber auch die Freude und das Lachen verbunden.

Die **Feuchtigkeit** verändert den Funktionskreis »Milz«, der dem Element Erde zugeordnet wird. Wenn wir uns häufig sorgen und viel grübeln, sollten wir süße Speisen und Nahrungsmittel meiden, um die »Milz« nicht zusätzlich zu belasten.

Die Fünf Elemente stehen in einer Verbindung zueinander und beeinflussen sich gegenseitig. Der Ernährungsrhythmus wird auch Mutter-Sohn-Prinzip genannt. Die Energie wird von der Mutter an den Sohn abgegeben und stärkt ihn dadurch.

Dieses Prinzip findet sich beispielsweise in folgendem Leitsatz: Das Element Wasser ist die Wurzel des Elements Holz und damit seine Mutter, weil Holz für das Wachstum Wasser benötigt.

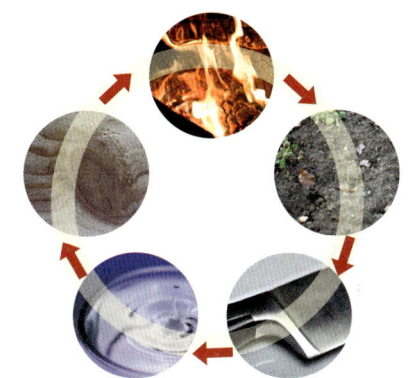

Metall ... Westen
Wasser .. Norden
Holz ...... Osten
Feuer .... Süden
Erde ...... Zentrum

Der Kontrollrhythmus hingegen verhindert einen übermäßigen Anstieg von Energie. Er sorgt für ein harmonisches Gleichgewicht, indem er den Energiefluss begrenzt.

Ein Leitsatz zu diesem Kreislauf ist: Das Element Metall kontrolliert das Element Holz oder begrenzt die Energie des Holzes. Im Kreis der Fünf-Elemente-Wandlungsphasen wird immer das übernächste Element überwacht.

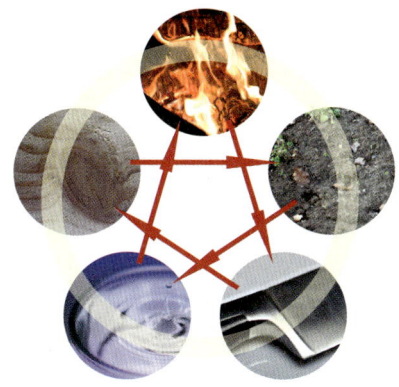

Eine ungewöhnliche Körperreise

An dieser Stelle möchte ich Ihnen ein Standardkapitel der Buchreihe »Leitfaden Chinesische Eigentherapie« vorstellen. Nach den Meridian-Paaren, die zusammen einen Funktionskreis bilden, finden Sie einen Überblick über den jeweiligen Funktionskreis.

Wie ganzheitlich das Qi im Körper fließt, sehen Sie, wenn Sie die Wege der zwölf regulären Meridiane verfolgen. Ich lade Sie zu einer Energiereise durch den Körper ein. Ausgangspunkt für diese »Reise« ist der erste Punkt des Lungen-Meridians. Es ist 3 Uhr morgens, und die Energie »betritt« den Meridian.

Wenn Sie den Meridianverläufen mit den Fingerspitzen folgen, können Sie die Energiezirkulation im Körper intensiver erfahren. Die ungewöhnliche Körperreise wird dann zur sinnlichen Körperreise, und Sie spüren dem Weg des Energieflusses nach. Es gibt Abschnitte dieser Reise, die Sie nicht selbst erreichen können. Bitten Sie einen vertrauten Menschen wie Ihren Partner, dass er die Verläufe für Sie nachvollzieht. Für Sie beide kann dies zu einer interessanten und lehrreichen Reise werden.

Eine körperliche Disharmonie zeigt sich oft an der Haut. Sie verrät, wenn im Inneren das Gleichgewicht verlorengegangen ist. Nutzen Sie die Reise dazu, eventuelle Auffälligkeiten festzustellen. Rötungen und andere Hautverfärbungen, die beispielsweise im Winter aufgrund mangelnder Frischluftzufuhr entstehen, sind dabei unbedeutend. Doch dauerhafte und von der Jahreszeit unabhängige Auffälligkeiten sollten Sie genauer betrachten, denn hier kann im Meridian-Verlauf zum Ausdruck kommen, dass die Energieverhältnisse bei Ihnen nicht ausbalanciert sind.

Richten Sie Ihre Konzentration auf das Geschehen, spüren und sehen Sie den Weg der Energie in Ihrem Körper.

Hand-Lungen-Meridian (Yin)

Die erste Etappe der Reise beginnt an der Lunge, etwas unterhalb der Brustwarze, und verläuft über die Achselhöhle, die Innenseite des Ober- und Unterarms, den Handballen bis zur Daumenspitze. In der Zeit von 3 bis 5 Uhr früh treffen Sie dabei auf elf Akupunkturpunkte, über die sich Atemwegserkrankungen sowie Schulter- und Rückenschmerzen behandeln lassen.

Von der Innenseite des Unterarms führt ein Ast zum Zeigefinger, wo die Verbindung zum Dickdarm-Meridian beginnt.

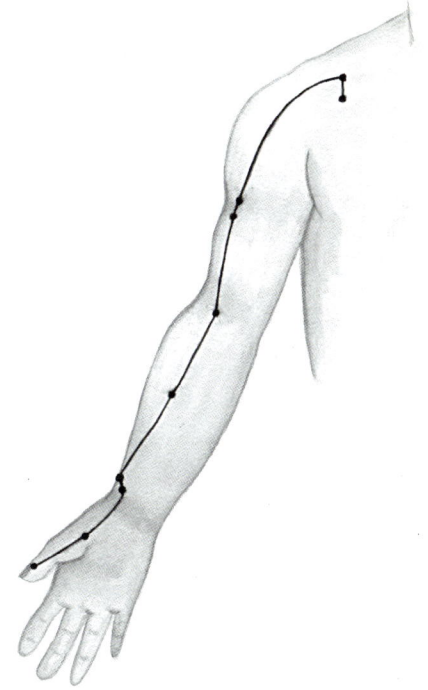

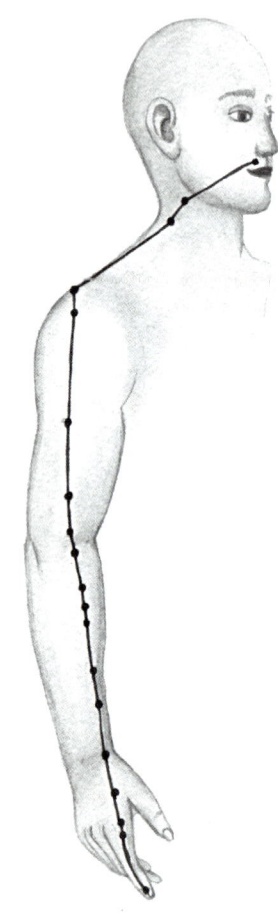

Hand-Dickdarm-Meridian (Yang)

Diese Energiebahn entspringt am Zeigefinger, setzt sich über die Vorderlinie des Unter- und Oberarms, anschließend über die Schulter und die äußere Kante des Schlüsselbeins, den Nacken und die Wange zum Gesicht fort. Etwas seitlich des Nasenlochs endet sie.

Am Ende dieses Abschnitts ist es 7 Uhr morgens. Sie haben mehr als 20 Akupunkturpunkte passiert, die Erkrankungen des Kehlkopfes, der Sinne und des Rachens positiv beeinflussen können. Außerdem können Schulter- und Rückenbeschwerden gelindert werden.

Der Funktionskreis »Lunge« mit dem Lungen- und dem Dickdarm-Meridian verteilt die Lebensenergie im Körper. Im Rahmen der Gesundheitsvorsorge hat er eine besondere Bedeutung, denn er reguliert das Abwehr-Qi, das uns vor dem Eindringen krankmachender Einflüsse schützt.

Die Nase stellt in dieser Einheit die Verbindung von innen nach außen her. Die Haut und mit ihr auch die Körperbehaarung ist das Gewebe, das sich verändert, wenn der Energiefluss blockiert ist. Kreisrunder Haarausfall oder Verfärbungen der Haut weisen ebenfalls auf eine Störung des Gleichgewichts in diesem Funktionskreis hin.

Die »Metallzeit« unseres Lebens ist der »Herbst des Lebens«. Nach den Fünf-Elemente-Wandlungsphasen hat die Energie in dieser Jahreszeit im menschlichen Körper einen schließenden Charakter, sie zieht sich zurück und sinkt. Wenn sich das sommerliche Grün der Natur verabschiedet und den Rottönen des Herbstes Platz macht, halten auch wir nach den Sommermonaten Einkehr und beenden alles Wichtige. Auch unsere Kräfte ziehen sich im Herbst zurück, und wir bereiten uns auf den Winter vor.

Durch diese Rückbesinnung auf uns selbst kann es dazu kommen, dass nun verdrängte Gefühle wieder auftauchen.

Nach jedem Abschied folgt im Zyklus des Lebens wieder ein Anfang, und jede Trennung setzt voraus, dass wir bereit sind, loszulassen. Bei einer gestörten Zirkulation der Energie in der »Lunge« kann dieser Prozess schwierig werden und eine gesundheitliche Krise auslösen. Übermäßig empfundene Trauer oder Melancholie können der gleichmäßigen Energiebewegung schaden. Traurige Menschen weinen häufig und verlieren mit jeder Träne Körperflüssigkeit. So trocknen sie regelrecht innerlich aus. Diese innere Trockenheit ist häufig ein Auslöser unter anderem für Lungenerkrankungen.

Der Funktionskreis »Lunge« in der Zusammenfassung	
Wandlungsphase nach den Fünf Elementen	Metall
Funktionskreis	»Lunge«
Meridiane	Lungen-Meridian Dickdarm-Meridian
Sinnesorgan	Nase

Der Funktionskreis »Lunge« in der Zusammenfassung

Körperflüssigkeit	Nasenschleim
zugeordnetes Gewebe	Haut
Außenbild	Körperbehaarung
Jahreszeit	Herbst
Tageszeit	Abend
Tageszeit des maximalen Energieflusses	Lungen-Meridian 3–5 Uhr Dickdarm-Meridian 5–7 Uhr
Tageszeit des minimalen Energieflusses	Lungen-Meridian 15–17 Uhr Dickdarm-Meridian 17–19 Uhr
Entwicklungsphase	Reifung
Lebensphase	»Herbst des Lebens«
klimatischer Einfluss	Trockenheit
Farbe	Weiß
Geschmack	scharf
Geschmacksempfindung	metallisch
Himmelsrichtung	Westen
Planet	Venus
Emotion	Trauer, Leidensfähigkeit
geistige Facette	Rückzug, Einkehr
Persönlichkeitsmerkmal	Aufrichtigkeit
stimmliche Entfaltung	weinen
Energieton	SZ (SHÖ)

Fuß-Magen-Meridian (Yang)

Nun folgt ein recht langer Abschnitt der Reise. Er beginnt seitlich der Nase. Die Energie fließt zum inneren Augenwinkel, danach wieder neben die Nasenflügel oberhalb der Lippen. Dann führt der Meridian den Hals hinab über die Brust, das Zwerchfell, den Magen und die Leistengegend. Von dort setzt er sich zum Bein fort, wo er an der Vorderlinie des Ober- und Unterschenkels bis zum Rist verläuft. An dieser Stelle zweigt ein Ast zur Innenseite des großen Zehs ab. Er bildet die Verbindung zum Milz-Meridian. Der Fuß-Magen-Meridian verläuft bis zur Außenseite des zweiten Zehs.

Die Reise dauert von 7 bis 9 Uhr morgens. Dieser Meridian verfügt mit 45 Akupunkturpunkten über die zweithöchste Anzahl von »Toren der Energie«. Über die Stimulation dieser Punkte lassen sich Erkrankungen von Magen, Darm, Mund und Zähnen behandeln. Über diesen Meridian können Sie auch auf ein geistig-seelisches Ungleichgewicht Einfluss nehmen.

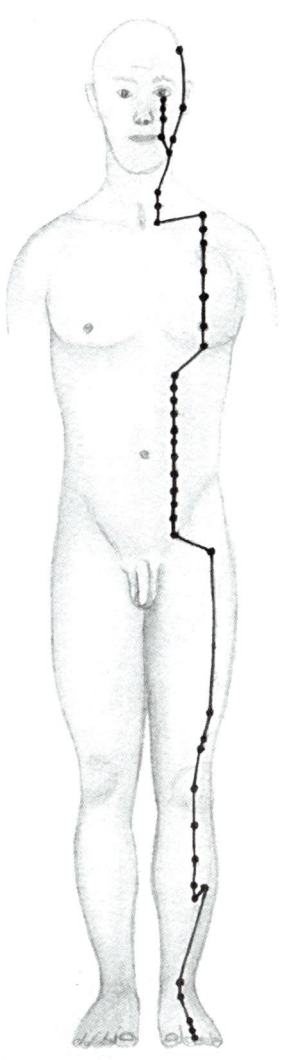

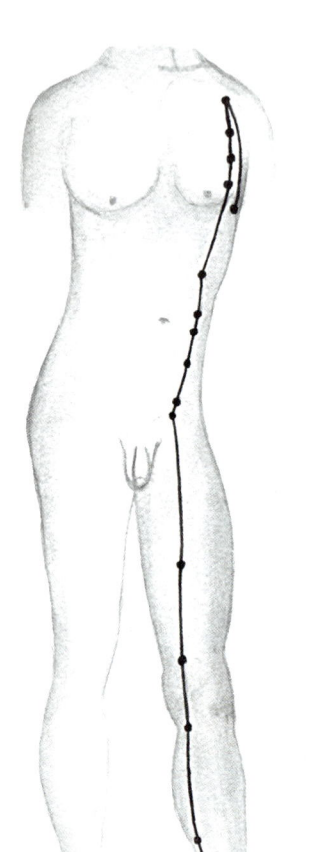

Fuß-Milz-Meridian (Yin)

Die Innenseite des großen Zehs ist der Ausgangspunkt für den nächsten Teil der Körperreise. Sie führt entlang der Innenseite des Knöchels, der Innenseite des Unterschenkels und des Knies. Danach setzt sich der Meridian über die Vorderlinie des Oberschenkels zum Bauch, zur Milz und dem Magen fort. An dieser Stelle zweigt ein Ast ab, der über das Zwerchfell zum Herzen verläuft und die Verbindung zum Herz-Meridian herstellt.

Um 11 Uhr vormittags haben Sie die 21 Akupunkturpunkte passiert. Ihre therapeutische Bedeutung liegt in der Behandlung von Milz- und Magenerkrankungen, Frauenleiden und Geschlechtskrankheiten.

Der Funktionskreis »Milz« besteht aus dem Milz- und dem Magen-Meridian. Er ist für die Versorgung des Menschen zuständig, weil er die Nahrung transportiert und in für den Organismus verwertbare Stoffe umwandelt. Außerdem sorgt er dafür, dass die Organe stabil im Körper sitzen. Eine weitere Hauptaufgabe ist die Bildung des »Bluts«, und dieser Funktionskreis gewährleistet zudem einen ordnungsgemäßen Energiefluss. Der Mund ist das Sinnesorgan dieser Funktionseinheit. Veränderungen der Mundschleimhaut und Auffälligkeiten an den Lippen sind daher Indizien für eine Störung des Milz-Magen-Funktionskreises. Auch Muskelschwund und Muskelschwäche können die Folge davon sein. Außerdem heilen Fleischwunden schlechter ab, wenn nicht genügend Energie für die »Reparatur« vorhanden ist. Zu viel Grübeln und Nachdenken können jedem Menschen im wahrsten Sinne des Wortes »auf den Magen schlagen«, denn dies sind die korrespondieren Emotionen der »Milz«.

Die Erde steht im Zentrum unserer Lebenswelt. Zur Erde gehört alles das, was uns innerlich verwurzelt und uns aus dieser Sicherheit heraus zur Leichtigkeit verhilft. Erdverbundene Menschen stehen mit beiden Beinen fest im Leben und ruhen in ihrer Mitte.

Wer jedoch aus dem Gleichgewicht geraten ist, hat es vor allem mit Beeinträchtigungen der Verdauung zu tun, z. B. Diarrhö, Verstopfung, Essen im Übermaß, aber auch Essensverweigerung. Zur Erde zählen auch unsere geistigen Festungen, die wir erworben haben und auf die wir bauen. Wenn sie bröckeln, z. B. durch den Verlust eines geliebten Menschen oder der Arbeitsstelle, kann uns dies innerlich so stark erschüttern, dass wir unsere Mitte verlieren und aus dem Gleichgewicht geraten.

Der Funktionskreis »Milz« in der Zusammenfassung	
Wandlungsphase nach den Fünf Elementen	Erde
Funktionskreis	»Milz«
Meridiane	Milz-Meridian Magen-Meridian
Sinnesorgan	Mund
Körperflüssigkeit	Speichel
zugeordnetes Gewebe	Muskeln, Fleisch

Der Funktionskreis »Milz« in der Zusammenfassung	
Außenbild	Lippen
Jahreszeit	Spätsommer oder Zwischenjahreszeit
Tageszeit	Nachmittag
Tageszeit des maximalen Energieflusses	Magen-Meridian 7–9 Uhr Milz-Meridian 9–11 Uhr
Tageszeit des minimalen Energieflusses	Magen-Meridian 19–21 Uhr Milz-Meridian 21–23 Uhr
Entwicklungsphase	Umwandlung
Lebensphase	Übergangsphasen im Leben eines Erwachsenen
klimatischer Einfluss	Feuchtigkeit
Farbe	Gelb
Geschmack	süß
Geschmacksempfindung	duftig
Himmelsrichtung	Mitte, Zentrum
Planet	Saturn
Emotion	Nachdenken, Grübeln
geistige Facette	Inspiration
Persönlichkeitsmerkmal	Glaubwürdigkeit
stimmliche Entfaltung	singen
Energieton	HU

Hand-Herz-Meridian (Yin)

Innerhalb des Herzens beginnt ein Ast des Hand-Herz-Meridians. Er übernimmt die Energie von einem Ast des Fuß-Milz-Meridians. Dieser Teil der Reise beginnt in der Achselhöhle. Der Weg führt über die Lunge, die Innenseite des Ober- und Unterarms über die Außenseite der Handfläche zur Innenseite des Nagelwinkels am kleinen Finger.

Um 13 Uhr endet die Reise auf diesem Meridian. Die neun Akupunkturpunkte des Meridians werden bei der Behandlung von Herz- und Brustkrankheiten, aber auch bei geistig-seelischen Störungen stimuliert.

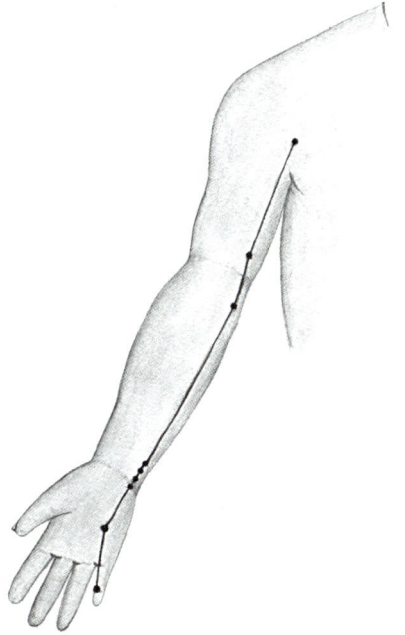

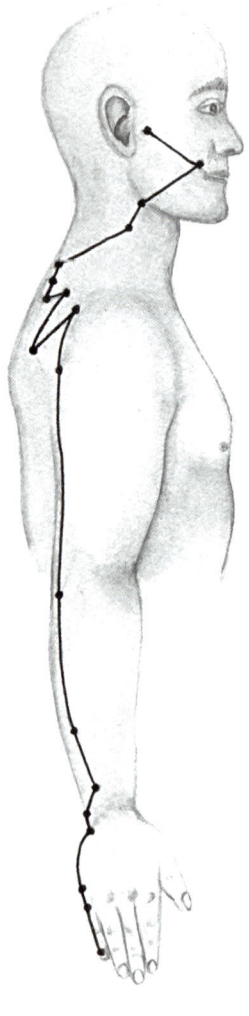

Hand-Dünndarm-Meridian (Yang)

Die Außenseite des Nagelwinkels am kleinen Finger ist der Ausgangspunkt für den nächsten Teil der Reise. Die Energie fließt über die Außenseite des Handgelenks, den Ellbogen, die Außenseite des Oberarms zu Schulterblatt und Schlüsselbein. Dort zweigt der Ast über den Hals, die Wange, etwas unterhalb der Augenhöhle und der Nase zum inneren Augenwinkel ab. Er verbindet den Dünndarm-Meridian mit dem Blasen-Meridian. Vom Schlüsselbein verläuft der Meridian weiter zum äußeren Augenwinkel und dem inneren Ohr, wo er endet.

Die 19 Akupunkturpunkte, die Sie bis 15 Uhr passiert haben, beeinflussen Kopf-, Ohren-, Augen- und Halskrankheiten positiv.

Dem Funktionskreis »Herz« werden die Gefäße und das »Blut« zugeordnet, das er auch kontrolliert. Das »Herz« besteht aus dem Herz- und dem Dünndarm-Meridian und ist nach chinesischem Denken der Sitz des Geistes und damit für das Bewusstsein, das Gedächtnis und die mentale Stabilität verantwortlich. Energetische Störungen dieses Funktionskreises lassen sich am Belag auf der Zunge oder deren Verfärbung erkennen. Da die Gefäße das korrespondiere Gewebe zum »Herz« und von außen nicht sichtbar sind, ist eine Früherkennung von Erkrankungen etwas schwierig. Doch im Gesicht offenbaren sich Störungen der Herzfunktion, z. B. durch eine senkrechte Furchte vor dem Ohr. Diesem Funktionskreis ist zudem die Freude zugeordnet. Aber auch diese positive Emotion kann durchaus schädlich auf den Körper wirken.

Das Element Feuer begleitet jeden Menschen einen großen Teil seines Lebens in unterschiedlicher Ausprägung. Als junger Erwachsener ist das Yang, das das Feuer symbolisiert, in hohem Maß im Körper vorhanden. Mit den Jahren geht das Yang langsam in Yin über; Yang verliert dabei Macht und Yin gewinnt diese. Dieses Element steht für die Hitze des Sommers, aber auch für die innere Wärme des Menschen. In lauen Sommernächten ist der Einfluss dieses Elements auf uns besonders stark. Im ausbalancierten Zustand können »Feuer«-Menschen diese Wärme auf andere Menschen ausstrahlen. Sie zeigen ihre Freude und Warmherzigkeit, sind lebendig und sprühen vor Lebenslust. Aber dieses Feuer kann auch erlöschen. Dann leiden die Menschen unter innerlicher und äußerlicher Kälte, einer Kälte, die zur Erstarrung führen kann und den Energiefluss im Körper einzufrieren vermag.

Der Funktionskreis »Herz« in der Zusammenfassung	
Wandlungsphase nach den Fünf Elementen	Feuer
Funktionskreis	»Herz«
Meridiane	Herz-Meridian Dünndarm-Meridian
Sinnesorgan	Zunge
Körperflüssigkeit	Schweiß, Blut
zugeordnetes Gewebe	Gefäße
Außenbild	Gesicht

Der Funktionskreis »Herz« in der Zusammenfassung	
Jahreszeit	Sommer
Tageszeit	Mittag
Tageszeit des maximalen Energieflusses	Herz-Meridian 11–13 Uhr Dünndarm-Meridian 13–15 Uhr
Tageszeit des minimalen Energieflusses	Herz-Meridian 23–1 Uhr Dünndarm-Meridian 1–3 Uhr
Entwicklungsphase	Wachstum
Lebensphase	junger Erwachsener, Erwachsener
klimatischer Einfluss	Hitze
Farbe	Rot
Geschmack	bitter
Geschmacksempfindung	verbrannt
Himmelsrichtung	Süden
Planet	Mars
Emotion	Freude
geistige Facette	Bewusstsein, Integrität des Ichs
Persönlichkeitsmerkmal	Höflichkeit
stimmliche Entfaltung	lachen
Energieton	HA (HO)

Fuß-Blasen-Meridian (Yang)

Der nächste Teil der Meridian-Reise beginnt am inneren Augenwinkel, führt über die Stirn, den Nacken und die Schulter zum Schulterblatt. Danach setzt sich der Meridian über die Nieren, das Gesäß, die hintere Seite des Unterschenkels, den äußeren Fußknöchel und den Fuß fort. Er endet an der Spitze des kleinen Zehs.

Sie kommen um 17 Uhr an und haben auf diesem Teil der Reise 67 Akupunkturpunkte passiert. Diese Punkte dienen der Behandlung von Kopf-, Nacken-, Rückenbeschwerden, Krankheiten der Beine, Nieren oder Blase. Auch bei geistig-seelischen Erkrankungen können Sie sie stimulieren.

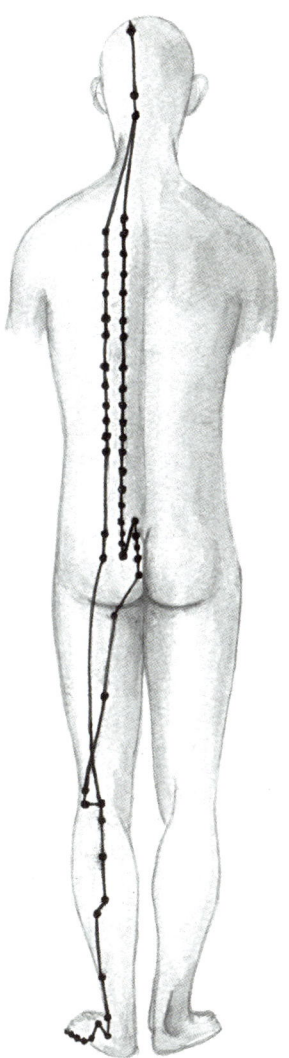

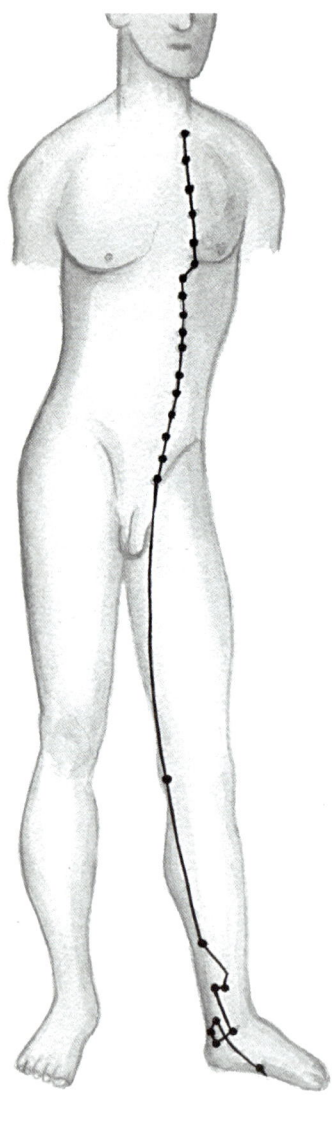

Fuß-Nieren-Meridian (Yin)

Von der Unterseite des kleinen Zehs reisen Sie nun zum Mittelpunkt des Fußballens. An dieser Stelle befindet sich »Yongquan«, der erste Punkt des Nieren-Meridians. Dieser Yin-Meridian verlängert sich hinter dem Knöchel und der Innenseite des Beines nach oben. Dann passieren Sie die Nieren, die Blase, den Bauch, die Leber, das Zwerchfell und die Lunge. An der Lunge zweigt ein Ast zum Herzen ab und schafft die Verbindung zum Herzbeutel-Meridian. Nach der Lunge führt der Meridian über die Kehle zur Wurzel der Zunge, die Sie um 19 Uhr erreichen.

Die 27 Akupunkturpunkte auf diesem Meridian beeinflussen den Verlauf bei Frauenkrankheiten, Geschlechtserkrankungen sowie Nieren-, Lungen- und Halserkrankungen positiv.

Der Funktionskreis »Niere« besteht aus dem Nieren- und dem Blasen-Meridian. Dieser besonders wichtige Funktionskreis ist für alles zuständig, was die Entwicklung, das Wachstum und die Fortpflanzung einschließlich der Geburt betrifft. Zudem stellt er den anderen Meridianen und Funktionskreisen eine feinstoffliche Essenz zur Verfügung, die nur er produziert, das »Jing«. Aus diesem Grund wird die »Niere« in China auch »Wurzel des Lebens« genannt.

Das Sinnesorgan Ohr gehört zu dem Nieren-Meridian. Hörstörungen sind folglich ein Indiz dafür, dass dieser Funktionskreis geschwächt ist und eine seiner Aufgaben, die energetische Versorgung des Gehörs, nicht ausreichend erfüllen kann. Die Gefühle Angst und Furcht wirken negativ auf diese Energiebahnen ein und behindern deren Funktionen. Auch im Bereich der Knochen kann es zu gesundheitlichen Problemen kommen. Osteoporose wird in der TCM als Symptom einer schwachen Funktion der »Niere« angesehen. Den Zusammenhang zwischen negativen Gefühlen und den Knochen kennt auch der westliche Kulturkreis, umgangssprachlich benutzt man auch den Ausdruck »die Angst, die in den Knochen sitzt«.

Alle Emotionen, die mit der Angst verwandt sind, wirken sich schädlich und schwächend aus. Leider können sich viele »Wasser«-Menschen nicht oder nur schwer dagegen wehren, dass sie sehr schreckhaft sind. Die Furcht und ihre Befürchtungen begleiten ihr Leben. Selbst in eigentlich schönen Momenten befürchten sie, dass diese Zeiten zu schnell vorüber sein könnten. Dieser Zwiespalt zwischen Genuss und Angst sorgt manchmal für Verwirrung. »Wasser«-Menschen verfügen über ein hohes Maß an Vitalenergie. Dieses Potenzial sollten sie für ihre positive Entwicklung nutzen. Auch ein gesunder Ehrgeiz und eine gewisse charakterliche Festigkeit und Stärke sind sehr positive Eigenschaften dieser Menschen.

Von den äußeren oder klimatischen Faktoren kann die Kälte einen besonders schädlichen Einfluss ausüben. Menschen, die im Element Wasser geboren sind, sollten sich durch angemessene Bekleidung und durch erwärmte Speisen und Nahrungsmittel mit einem warmen Charakter schützen.

Das Wasser, stärkstes Yin-Element in der Fünf-Elemente-Lehre, entspricht der Lebensphase des Alters. Nach dem »Herbst des Lebens« befinden sich die Menschen nun im »Winter« ihres Daseins. Der größte Teil unseres Planeten ist von Wasser bedeckt; auch im Mensch herrscht dieses Element vor. Er besteht zu über 70 %

aus Wasser. Wasser steht auch immer für Bewegung. Selbst wenn ein See still ruht, findet zumindest unter seiner Oberfläche Bewegung statt. Die Bewegung ist ein Grundprinzip des Lebens. Die natürliche Bewegung des Wassers ist das Fließen. Flüsse strömen in Richtung der Ozeane und speisen so die Weltmeere. Selbst wenn Wasser aufgestaut wird, verändert es nur seine Fließrichtung, umgeht die Blockade und sucht sich andere Wege. Wenn die Flüssigkeiten gleichmäßig fließen, ist der Mensch gesund. Kommt es zu einer Blockade und zu einem Stau, entstehen ein Überschuss auf der einen und ein Mangel auf der anderen Seite der blockierten Stelle. Dieses Ungleichgewicht kann eine Erkrankung auslösen. Auch die Gemütsbewegung und der Gedankenfluss können zum Erliegen kommen. Diese Signale des Körpers weisen auf ein energetisches Ungleichgewicht im Nieren- oder im Blasen-Meridian hin.

Der Funktionskreis »Niere« in der Zusammenfassung	
Wandlungsphase nach den Fünf Elementen	Wasser
Funktionskreis	»Niere«
Meridiane	Nieren-Meridian Blasen-Meridian
Sinnesorgan	Ohr
Körperflüssigkeit	Schleim
zugeordnetes Gewebe	Knochen
Außenbild	Kopfhaar
Jahreszeit	Winter
Tageszeit	Nacht

Der Funktionskreis »Niere« in der Zusammenfassung	
Tageszeit des maximalen Energieflusses	Blasen-Meridian 15–17 Uhr Nieren-Meridian 17–19 Uhr
Tageszeit des minimalen Energieflusses	Blasen-Meridian 3–7 Uhr Nieren-Meridian 5–7 Uhr
Entwicklungsphase	Speicherung
Lebensphase	Alter
klimatischer Einfluss	Kälte
Farbe	Schwarz
Geschmack	salzig
Geschmacksempfindung	faulig
Himmelsrichtung	Norden
Planet	Merkur
Emotion	Angst, Furcht
geistige Facette	Willensstärke
Persönlichkeitsmerkmal	Diplomatie
stimmliche Entfaltung	seufzen, stöhnen
Energieton	TZU (TSCHUI)

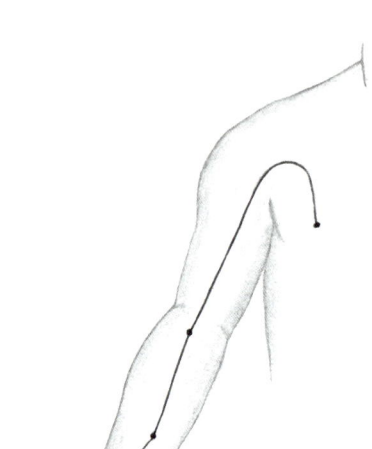

Hand-Herzbeutel-Meridian (Yin)[18]

Dieser Meridian verzweigt sich bereits im Herzen. Zuerst reisen Sie dem Weg der Energie nach und betrachten anschließend den Hauptverlauf des Meridians. Innerhalb der Brust beginnt die Reise über den Herzbeutel, das Zwerchfell, das Dreifacher-Erwärmer-Areal im Oberbauch und über den Unterbauch. Folgen Sie dem Hauptverlauf, so gelangen Sie von der Brust zur Achselhöhle. Von dort setzt sich der Meridian an der Mittellinie des Ober- und des Unterarms auf deren Innenseite zum Handgelenk fort. Anschließend passieren Sie den Mittelpunkt der Handfläche, den Herzbeutel 8, auch »Laogong« genannt, und erreichen die Spitze des Mittelfingers. Am »Laogong« beginnt die Abzweigung zur Spitze des Ringfingers. Sie ist die Verbindung mit dem Dreifacher-Erwärmer-Meridian.

Auf diesem kurzen Abschnitt begegnen Sie neun Akupunkturpunkten, die bei Herz-, Brust- und Magenerkrankungen stimuliert werden. Sie beenden diesen Abschnitt um 21 Uhr.

Der Herzbeutel-Meridian ist auch als Perikard- oder Kreislauf-Sexualität-Meridian bekannt. Er unterstützt die Funktion des Herzens und des Kreislaufs und schützt das Herz vor negativen Einflüssen. Auch an der Verteilung von Sauerstoff und Nährstoffen ist er beteiligt.

---

18 Der Herzbeutel-Meridian wird auch als Kreislauf- oder Perikard-Meridian bezeichnet.

Hand-Dreifacher-Erwärmer-Meridian (Yang)

Der nächste Abschnitt der Meridian-Reise beginnt an der Außenseite des Ringfingers. Der Meridian läuft über das Handgelenk, die Außenseite des Unter- und des Oberarms, die Schulter und das Schlüsselbein zur Brust. An der Brust beginnt die Verzweigung zum Bereich unterhalb der Augenhöhle über den siebten Halswirbel, den Hinterrand des Ohres und die seitliche Stirnpartie. Vom Hinterrand des Ohres verläuft ein weiterer Ast über die Wange zum äußeren Augenwinkel, wo Sie diesen Teil der Reise um 23 Uhr beenden. Er ist die Verbindung zum Gallenblasen-Meridian. In seinem Verlauf versorgt der Hand-Dreifacher-Erwärmer-Meridian die folgenden Bereiche: den Unteren Erwärmer, den Mittleren-Erwärmer-Bereich und das Zwerchfell.

Die 23 Akupunkturpunkte, die auf diesem Meridian liegen, dienen der Therapie von beispielsweise Ohren-, Augen-, Brust- und Halserkrankungen sowie seitlichen Kopfschmerzen.

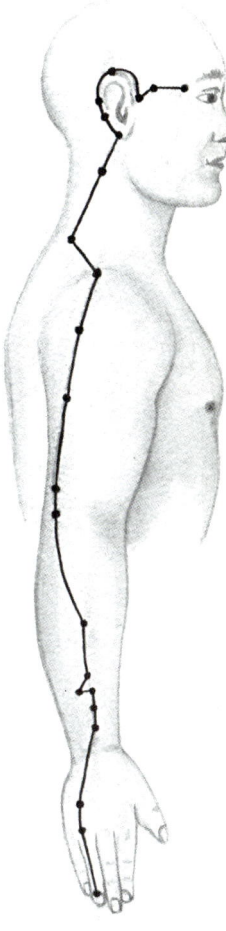

Die Akupunkturpunkte dieses Meridians geben Energie ab, die den Brustraum, den Ober- und den Unterbauch erwärmt. Der Dreifacher-Erwärmer-Meridian setzt dabei im Kopf-Brust-Bereich, im Bereich von unterhalb der Brust bis oberhalb des Bauchnabels und im Bauchraum an. In der westlichen Medizin gibt es kein Organ oder körperliches System, das mit dem Herzbeutel- oder dem Dreifacher-Erwärmer-Meridian vergleichbar ist. Durch die enge Verbindung zum Herz-Dünndarm-Funktionskreis wird dieser Einheit die Zunge als Sinnesorgan zugeordnet. Auch die Emotionen Freude und Ausgelassenheit sowie die Farbe Rot stehen in besonderer Beziehung zu dieser Leitbahn.

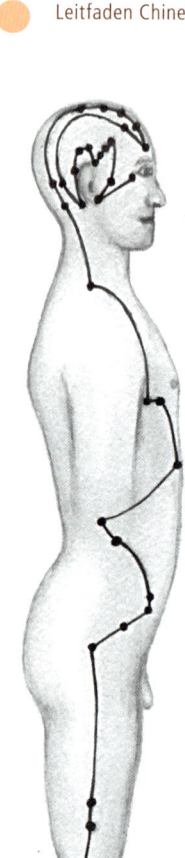

Fuß-Gallenblasen-Meridian (Yang)

Folgen Sie dem Gallenblasen-Meridian vom äußeren Augenwinkel über den seitlichen Stirnbereich, den Bereich hinter dem Ohr, dem Nacken zu Schulter und Schlüsselbein. Im Bereich des Schlüsselbeins verzweigt sich der Meridian. Sie folgen ihm über die Achselhöhle und die Brust zu den Rippen. Der zweite Weg der Energie verläuft über die Brust, das Zwerchfell, die Leber, die Gallenblase und die Rippen zum Schambereich. Beide Zweige vereinen sich am Hüftbein und setzen sich über die Außenseite des Oberschenkels und des Knies sowie den Rist zur Außenseite des vierten Zehs fort. Am großen Zeh beginnt die Abzweigung zum Leber-Meridian.

Dieser Meridian hat 44 Akupunkturpunkte, die sich zur Therapie von seitlichen Kopfschmerzen, Problemen mit den Füßen und Beinen und einer eingeschränkten Flexibilität der Arme stimulieren lassen.

Fuß-Leber-Meridian (Yin)

Um 1 Uhr starten Sie zum letzten Teil der Meridianreise. Ausgangspunkt ist der große Zeh. Sie folgen dem Energiefluss über den Rist, die vordere Linie des Knöchels, die Mittellinie auf der Innenseite des Unter- und des Oberschenkels bis zur Schamgegend. Danach setzt sich der Meridian über den Unterbauch, die Magenseite, die Leber und Gallenblase und das Zwerchfell fort. Am Zwerchfell beginnt eine Abzweigung in Richtung Lunge. Sie ist der Übergang zum Lungen-Meridian. Der Leber-Meridian führt weiter über die Rippen, die Kehle, die Nase und das Auge zum Scheitelpunkt des Kopfes. An diesem Punkt nehmen das Lenker- und das Konzeptionsgefäß Energie auf.

Auf dem Fuß-Leber-Meridian liegen 14 Akupunkturpunkte. Sie werden bei der Behandlung von Frauen- und Geschlechtskrankheiten, Magen- und Kopfschmerzen sowie geistig-seelischem Ungleichgewicht genutzt.

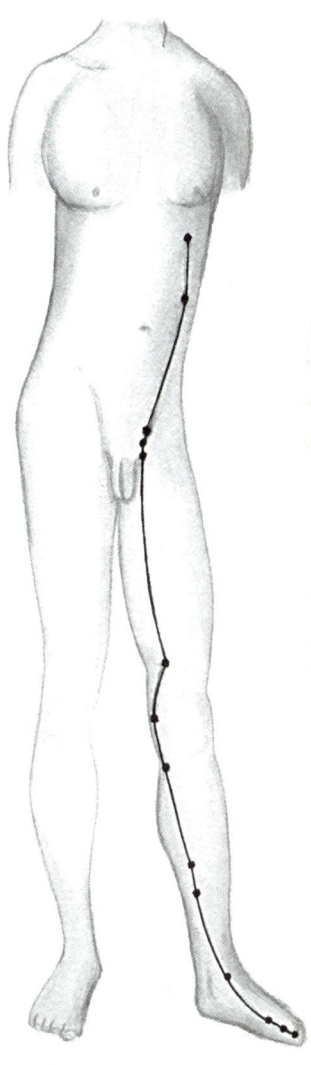

Der Funktionskreis »Leber« setzt sich aus dem Leber- und dem Gallenblasen-Meridian zusammen. Diese Funktionseinheit sorgt dafür, dass sich das Qi und das »Blut« harmonisch im Körper verteilen, und speichert das »Blut«. Die Augen und die Sehnen stehen in enger Verbindung mit der »Leber«, der auch die Emotion Zorn und die Reizbarkeit zugeordnet werden. Daher deuten Lähmungen häufig auf eine Schwäche der Sehnen und energetische Probleme in diesem Funktionskreis hin. Das Element Holz wirkt während der Geburt und im Lebensabschnitt des Heranwachsens und der Reifung am aktivsten im Menschen.

Die chinesische Medizin vergleicht den Menschen mit einem Baum. Mit zum Himmel gestreckten Armen steht der Mensch fest auf der Erde, und über seine Füße bildet er Wurzeln aus, die sich tief in den Boden graben und ihn erden. Seine Beine sind der feste Stamm, sie gewährleisten seine Standfestigkeit, auch in den Stürmen des Lebens. Sein Oberkörper richtet ihn weiter in Richtung Himmel auf, und die Arme, Hände und Finger symbolisieren dabei die Äste und Zweige. Auch dieser Baum verjüngt sich nach oben, er wird immer leichter und flexibler.

Dieses Bild beschreibt auch die ideale Energie- und Kraftverteilung des Menschen: unten fest und oben leicht. Diese Energieverteilung wird im Laufe des Tages durch Stress und geistige Anforderungen umgekehrt. Konzentrationsstörungen, Gleichgewichtsprobleme und Stimmungsschwankungen können ein Anzeichen für diese veränderte Kräfteverteilung sein.

Der Funktionskreis »Leber« in der Zusammenfassung	
Wandlungsphase nach den Fünf Elementen	Holz
Funktionskreis	»Leber«
Meridiane	Leber-Meridian Gallenblasen-Meridian
Sinnesorgan	Augen
Körperflüssigkeit	Tränen
zugeordnetes Gewebe	Sehnen

Der Funktionskreis »Leber« in der Zusammenfassung	
Außenbild	Nägel
Jahreszeit	Frühling
Tageszeit	Morgen
Tageszeit des maximalen Energieflusses	Gallenblasen-Meridian 23–1 Uhr Leber-Meridian 1–3 Uhr
Tageszeit des minimalen Energieflusses	Gallenblasen-Meridian 11–13 Uhr Leber-Meridian 13–15 Uhr
Entwicklungsphase	Keimen
Lebensphase	Geburt, Heranwachsen
klimatischer Einfluss	Wind
Farbe	Grün
Geschmack	sauer
Geschmacksempfindung	ranzig
Himmelsrichtung	Osten
Planet	Jupiter
Emotion	Zorn, Wut
geistige Facette	Intuition, Instinkt
Persönlichkeitsmerkmal	Würde
stimmliche Entfaltung	rufen, schreien
Energieton	SCHÜ (HSÜ)

Zwei außergewöhnliche Meridiane

Nachdem Sie die Energiebahnen der zwölf regulären Meridiane kennengelernt haben, folgen Sie nun zweien von acht außergewöhnlichen Meridianen.

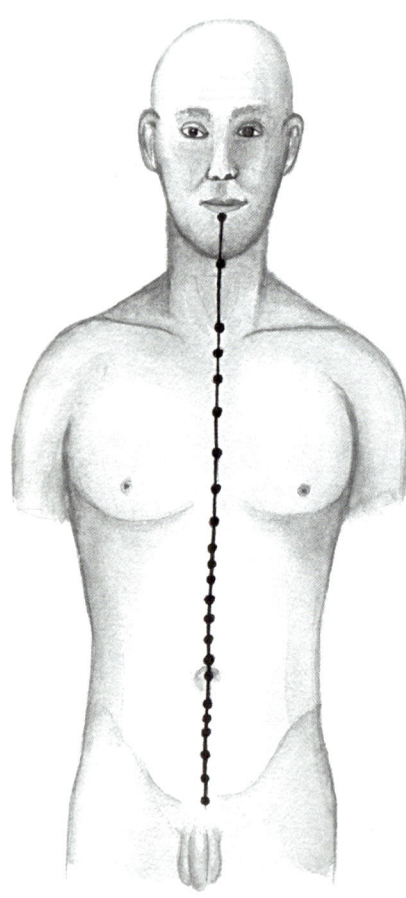

Das Konzeptionsgefäß

Dieser außergewöhnliche Meridian wird auch als »Die Aufnehmende Leitbahn« bezeichnet. Er beginnt an einer Stelle zwischen Anus und Geschlechtsteil und führt in der Körpermitte nach oben in Richtung Kopf. Auf diesem Weg passiert er die Geschlechtsorgane, den Bauch, die Brust, die Kehle und den Unterkiefer.

Das Konzeptionsgefäß kontrolliert das Yin im Körper. Die 24 Akupunkturpunkte dienen unter anderem zur Behandlung von Frauenkrankheiten. Der Punkt 3, auch »Zhongji« genannt, befindet sich etwa eine Handbreit unterhalb des Bauchnabels. Der Punkt 4, auch »Guanyuan« genannt, liegt etwas höher als Punkt 3, vier Fingerbreit unterhalb des Bauchnabels. Beide Punkte haben eine besondere Bedeutung bei der Therapie von gynäkologischen Störungen aller Art und Regelbeschwerden. Die gesamte Leitbahn dient der Behandlung von Hals- und Kopfbeschwerden sowie Erkrankungen im Bauch- und Brustraum.

Das Lenkergefäß

Das Lenkergefäß wird auch als »Leitbahn der Steuerung« bezeichnet. Es kontrolliert das Yang. Im Kapitel zum Yin und Yang haben Sie erfahren, dass die Brust dem Yin und der Rücken dem Yang zugeordnet wird.

Dieser außergewöhnliche Meridian beginnt im Bereich zwischen den Geschlechtsorganen und dem After. Er setzt sich entlang der Wirbelsäule nach oben fort. Am Kopf verläuft er über den Hinterkopf, die Schädeldecke, die Stirn, die Nase und den 27. Punkt, der an der Oberfläche etwas oberhalb der Lippen liegt. Der 28. und letzte Akupunkturpunkt dieses Meridians befindet sich auf der Mundinnenseite am Treffpunkt von Oberlippe und Zahnfleisch.

Stellvertretend für viele wichtige Punkte auf dieser Energiebahn möchte ich Ihnen den 4. Punkt, auch »Mingmen« genannt, vorstellen. Er ist das sogenannte »Seelentor« und wirkt positiv bei irregulärer Menstruation, Impotenz und Tinnitus. Von der Beckenkante aus gesehen, gehen Sie zwei Lendenwirbel nach oben. Dort befindet sich der Bereich dieses Punktes.

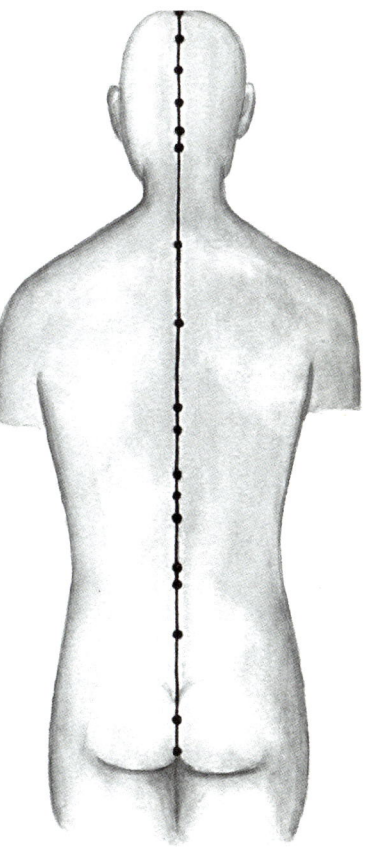

Das Lenkergefäß und das Konzeptionsgefäß bilden einen Kreislauf, der außer bei der Akupunktur und Akupressur auch in Meditationen genutzt wird. Da sie das Yin und das Yang kontrollieren, haben sie einen großen Einfluss auf den ganzen Körper.

Zusammenfassung

Das fernöstliche Prinzip »heilen, bevor die Krankheit ausbricht« basiert auf der Akzeptanz dieser Innen-Außen-Verbindungen. Besonders der Weg von innen nach außen steht im Vordergrund dieses Prozesses. Ihnen fällt es sicherlich leichter, die umgekehrte Richtung zu akzeptieren, denn auch in der westlichen Medizin werden Organe an bestimmten Stellen durch verschiedene Hautreizungsmethoden beeinflusst.

Kein Mensch erkrankt ohne vorherige Warnung! Vielen Menschen bleiben die äußeren Signale der Krankheit verborgen. Manchmal schenken sie ihnen aber auch keine Beachtung. So kann sich die Krankheit weiterentwickeln und man reagiert erst dann, wenn die Beschwerden das Anfangsstadium überschritten haben. Eine einfache und leichte Korrektur ist dann kaum mehr möglich, weil sich die Erkrankung bereits ausgebildet hat.

Es ist daher nützlich, sich selbst regelmäßig etwas genauer auf körperliche Anzeichen und ein verändertes Körpergefühl zu untersuchen. Die äußeren Zeichen rufen häufig eine Panik des Betroffenen hervor, weil der »Feind« nun erkennbar wird. Doch übereilte Schlussfolgerungen sind nicht ratsam. Nicht jede gerötete Zungenspitze gibt Anlass zu der Vermutung, dass ein Herzleiden vorliegt. Nicht jeder Ärger, der Ihnen auf den Magen schlägt, führt sofort zu einem Magengeschwür. Erst wenn bestimmte Merkmale über einen längeren Zeitraum hinweg auftauchen, bei einer geröteten Zungenspitze sind es beispielsweise drei Monate, sollten Sie sich einer genaueren Untersuchung durch einen sicheren Diagnostiker unterziehen. Dieser kann eine verlässliche Aussage über Ihren Gesundheitszustand machen.

Methoden der chinesischen Medizin

Qigong

Der chinesische Begriff »Qi« (ausgesprochen »tschi«) bezeichnet die antreibende Lebenskraft, es gibt im Deutschen allerdings keine eindeutige Übersetzung für ihn. Einige gängige Interpretationen sind: Energie oder Lebensenergie, Vitalkraft, aber auch die Bezeichnungen Atem, Luft oder Hauch.

Was ist Qi? Qi ist etwas, dessen Form und Stoff nicht zu sehen ist, was aber diese (Form und Materie) wechselseitig bewegend beeinflusst.[19] Diese Erklärung erscheint auf den ersten Blick verwirrend, aber nach mehrmaligem Lesen erschließt sich die umfassende Bedeutung der Definition. Beim Qi handelt er sich um die antreibende Kraft des Lebens, die die Organe und das Gewebe versorgt und deren Funktionen aufrechterhält. Es ist aber keine Kraft, die ausschließlich im menschlichen Organismus existiert. Vielmehr ist es ein allumfassendes Phänomen, das den Makrokosmos Natur und den Mikrokosmos Mensch bestimmt. Der Mensch schöpft seine Kraft nach chinesischer Ansicht aus der makrokosmischen Energie. Er existiert als Teil des Ganzen, ist von der umgebenden Energie abhängig und wird von deren Veränderungen beeinflusst.

Jeder Energieverlust, der durch Bewegung oder die Umwandlung von Energie entsteht, wird von der Natur ausgeglichen. Die Voraussetzung dafür ist, dass die Natur und der Mensch »funktionieren«. Wenn das Qi fließt, bedeutet diese Bewegung einen dauerhaften Transformationsprozess, ein permanentes Verschieben der Energieverhältnisse im Körper. Je nachdem, wo in der aktuellen Situation Energie benötigt wird, zieht der Organismus sie aus eher passiven Teilen. Steigen die Yin-Anteile,

---

19 Vgl. Erich W., Ilse R. Stiefvater: Chinesische Atemlehre und Gymnastik. 3. erweiterte Auflage. Heidelberg 1985, S. 31.

so verliert Yang an Kraft, und umgekehrt. Dieses dynamische Verhältnis ermöglicht ein harmonisches, inneres Gleichgewicht, das einem ständigen Wandel unterzogen ist. Gelingt es, diese innere Bewegung aufrechtzuerhalten, ist der Mensch gesund und leistungsfähig bis ins hohe Alter hinein.

Das »Qi« ist ein Überbegriff für Energie. Neben dem »Blut«, dem sogenannten Xue, zählt es zu einer der Grundsubstanzen des menschlichen Körpers. Unter dem Begriff »Blut« versteht die chinesische Heilkunde nicht nur das Plasma, das wir als Blut kennen. Qi existiert in verschiedenen Formen mit unterschiedlichen Wirkungsmechanismen, Aufgaben und Ursprüngen. Grundsätzlich wird das Qi unterschieden in das vor der Geburt erworbene Qi und das nach der Geburt erworbene Qi.

Die Basisenergie, das kongenitale Qi, erhalten wir im Mutterleib gewissermaßen als »Proviant« mit auf unseren Lebensweg. Das sogenannte Essenz-Qi, das auch als »Primäre Essenz« bezeichnet wird, löst bei der Zeugung die Entstehung neuen Lebens aus und beeinflusst die Entwicklung eines Kindes. Das primäre Qi hingegen ist die Lebenskraft, die von der Mutter auf das Kind übertragen wird. Die Abwehrkraft, also der äußere Schutzschild des Menschen, nennt man Wei-Qi. Sie zirkuliert an der Oberfläche des Körpers sehr dicht unter der Haut. Im Inneren des Körpers fließt das »nährende Qi«, das die Körpersäfte und das Verhältnis von Yin und Yang im Körper beeinflusst.

Wenn wir ins Leben gestartet sind, beginnt ein lebenslanger Erwerb von Energie. Diese Energieform ist das erworbene Qi. Es existieren zwei Arten des erworbenen Qi: die Himmelskraft und die Erdkraft.

Das Himmels-Qi ist die Energie, die wir mit jedem Atemzug in uns aufnehmen. Die Atmung ist also viel mehr als die reine Aufnahme von Sauerstoff. In fernöstlichen Kulturen wird der Atmung eine besondere Aufmerksamkeit in Form von Training und Meditation geschenkt.

Die zweite Form der erneuerbaren Vitalkraft ist das Erd-Qi, das wir über die Nahrung aufnehmen. Das vor- und das nachgeburtliche Qi beeinflussen einander und bilden gemeinsam das »Wahre Qi«, das die Kraft für alle körperlichen Vorgänge liefert.

Eine Basis des Selbsthilfeprogramms, das ich Ihnen vorstelle, ist das **Qigong.** Qigong (ausgesprochen »tschigung«), die traditionelle chinesische Atem- und Heilgymnastik, ist ein wichtiger Bestandteil des Selbsthilfeprogramms dieses Buches. Die Übungen haben in China eine sehr lange Tradition und sind wahrscheinlich noch älter als die Akupunktur. Sie dienen sowohl der Gesunderhaltung als auch der Therapie. Der Begriff »Qi« beschreibt die Energie und die Vitalkraft; »Gong« bedeutet Arbeit oder Methode. Mit dieser Trainingsform aktivieren Sie Ihre Selbstheilungspotenziale. Wenn Qigong seine Wirkung entfalten soll, müssen beim Training bestimmte Regeln eingehalten werden.

Qigong wirkt immer integral, es macht immer ein Ganzes aus, indem es Körper, Geist und Seele gleichermaßen anspricht und deren Funktionen fördert. Alle Methoden, die ich Ihnen vorstelle und die Ihnen eine Hilfe bei Ihrem gesundheitlichen Problem sein sollen, bilden ein Ganzes. Qigong sollte nicht losgelöst von den Ernährungstipps, den Entspannungsübungen und den Massagen durchgeführt werden. Sehen Sie alle vier als Schlüssel zur Selbsthilfe. Jeder Ansatz ist wertvoll, aber häufig bringt gerade die Kombination verschiedener Ansätze Ihnen mehr Erfolg. Die Vielfalt des Qigong beruht auf den Anforderungen, die seit Tausenden von Jahren an diese Methode gestellt werden. Qigong hat sich den Erwartungen der Menschen angepasst. Nur wenn Sie sich während des Trainings wohlfühlen, werden Sie auch die gewünschten Effekte erzielen. Qigong ist niemals Selbstzweck, sondern immer nur ein Hilfsmittel. Das Ziel des Trainings bestimmt die Auswahl der Übung. Stellen Sie sich folgende Frage: »Will ich mein Training auf die inneren Organe und Funktionen abstimmen, oder brauche ich die Arbeit an den Muskeln, Sehnen und Gelenken, oder ist beides erforderlich?«

Die vielfältigen Einsatzmöglichkeiten beginnen bei den **Körperpositionen,** in denen Qigong trainiert werden kann. Es gibt Übungen im Stehen, Übungen im Sitzen und Übungen im Liegen, das Ziel des Trainings entscheidet über die Auswahl der Übungen. Qigong kann als eigenständige Therapie eingesetzt werden, es unterstützt aber auch die Wirkung anderer Heilmethoden. Es kann in **Ruhe,** d. h. ohne äußere Bewegung, praktiziert werden, oder **Bewegung** kann das Führen der Energie anleiten. Wir können durch äußere Ruhe zu innerer Bewegung gelangen oder auch durch innere Bewegung äußere Ruhe erschaffen. Jede Qigong-Übung erfordert Feinabstimmung in vielen Bereichen. Die Tagesform des Trainierenden ist besonders wichtig, d. h., hat der Übende z. B. einen stressigen Tag oder kommt er aus dem Urlaub. Außerdem gleicht man die Übung an das Alter und an den Gesundheitszustand des Menschen an. Möchte jemand Qigong trainieren, der gesund ist und die Übungen nur präventiv erlernen will? Handelt es sich vielleicht um einen geschwächten Menschen, der festgestellt hat, dass seine Kräfte nachgelassen haben, oder möchte ein kranker Mensch seine Gesundheit durch eigene Aktivität wiedererlangen? Diese Ausgangssituationen bestimmen die Auswahl und den Ablauf der Übung. Jeder der drei Menschen sollte die Übung auf eine andere Weise ausführen. Das Nervensystem reagiert individuell auf das Training. Die körperlichen Voraussetzungen spielen eine ebenso große Rolle bei der Ausübung des Qigong. Ein blinder Mensch wird das Training anders erfahren, als es ein Sehender tut. Jeder Mensch empfindet und bewertet die gleiche Übung anders. Das macht Qigong zu einem Training der ganz besonderen Art. Mit Qigong lernen Sie sich neu kennen. Obwohl Qigong den meisten Menschen bei ihrer individuellen Problematik Hilfestellung geben kann, gibt es auch Personen, die von dem Training nicht profitieren, sondern denen es schadet.

Akute Erkrankungen sollten nicht ausschließlich mit Qigong behandelt werden. Besonders bei fieberhaften Erkrankungen rate ich sogar dazu, kein Qigong-Training zu machen. Reine Atem- und Entspannungsübungen helfen, aber auf Meditation in Bewegung sollten Sie verzichten. Bei chronischen Erkrankungen hingegen gilt

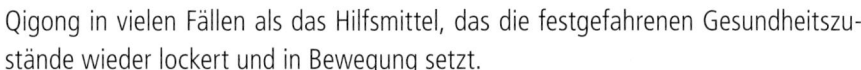

Qigong in vielen Fällen als das Hilfsmittel, das die festgefahrenen Gesundheitszustände wieder lockert und in Bewegung setzt.

Qigong ist wie jede Therapie, auch die medikamentöse, darauf angewiesen, dass der Übende an die Wirkung glaubt und auf die Kraft der Heilung vertraut. Fehlt die innere Zuversicht, wie es bei sehr kritischen Menschen häufig der Fall ist, macht Qigong wenig Sinn. Legen Sie sich selbst keine Steine in den Weg, und vertrauen Sie auf die positive Wirkung des Trainings. Viele Menschen glauben, dass Qigong im Bereich der Entspannung zum Ausgleich der Überspannung stark gestresster Menschen führen kann. Meine jahrelange Praxis als Trainer und Seminarleiter hat allerdings zum Teil andere Ergebnisse gebracht. Viele Kursteilnehmer sagten mir beispielsweise:»Qigong ist ja schön und gut, aber je ruhiger es wird, desto mehr steigt mein Aggressionspotenzial, und bei reinen Entspannungsübungen ohne körperliche Aktivität könnte ich aus der Haut fahren. Mein Herz und meine Gedanken rasen, und die Kluft zwischen Entspannen und innerer Unruhe wird immer größer.« Burn-out-Patienten rate ich zuerst zu einer psychotherapeutischen Behandlung, bevor das Qigong-Training Erfolg versprechend aufgenommen werden kann.

Manche Menschen bewegen sich immer auf einem sehr hohen Spannungslevel. Wer nervös und überspannt ist, sollte sich einen Ausgleich suchen, der aber nicht ein Entspannungstraining sein muss. Die Energie sollte besser durch körperliche Aktivität abgebaut werden. Die Differenz zwischen dem immensen Stress des Menschen und der totalen Ruhe in der Entspannung und Meditation erweist sich in der Praxis einfach als zu groß. Am Yin-Yang-Symbol erkennen Sie, dass sich der Übergang von Anspannung, dem Yang, zur Entspannung, dem Yin, fließend vollzieht.

Ein abrupter Wechsel von einem Energiestatus in den entgegengesetzten erfolgt nur dann, wenn Gefahr für Leib und Leben besteht oder extreme körperliche Veränderungen stattfinden. Das ist zum Beispiel der Fall, wenn Fieber, d. h. Hitze oder

Yang, immer weiter ansteigt. Der lebensbedrohende Bereich liegt beim Menschen bei etwa 42° C. Gerät der Körper in diesen Krisenbereich, schaltet sich instinktiv der natürliche Yin-Yang-Ausgleich ein und der Mensch verfällt in eine Ohnmacht oder einen Schock. Die körperliche Unbeweglichkeit soll verhindern, dass durch Bewegung noch mehr Hitze erzeugt wird. Der überhitzte Körper kühlt sich so ab.

Was ist das Besondere an Qigong?

Rein **körperlich** gesehen ist Qigong eine Gymnastikform, die sehr langsam, wie in Zeitlupe, ausgeführt wird. Auf den ersten Blick erscheint es als nichts Besonderes, aber ich habe Profisportler trainiert, die trotz ihrer besonderen Leistungsfähigkeiten beim Qigong an ihre körperlichen Grenzen stießen. Die Ursache dafür liegt in der Schnellkraft. Manche Muskeln und Bereiche der Sehnen verkümmern, weil sie durch schnelle Bewegung nicht beansprucht werden. Das Qigong und besonders ein spezielles System, das Fünf-Elemente-Wandlungsphasen-Qigong, lassen durch die Langsamkeit der Bewegungen diesen Effekt nicht zu. Der Übende lernt Bereiche des Körpers kennen, die ihm durch die Schnelligkeit der normalen Bewegungsabläufe bisher verborgen blieben. Qigong ist **Meditation** in Bewegung, und Zeitlupenbewegungen sind dabei sehr wichtig. Das Nachspüren und das Erfahren des Körpers zählen zu den Erfolgsfaktoren des Qigong. Der Übende transportiert Energie, verfolgt die Bewegung der Energie und spürt den **Atem** als Energiequelle. Somit macht er sich den Atemvorgang bewusst. Qigong fördert die Körperbeherrschung. Die absolute Kontrolle des Innen- und des Außenlebens ist ein sehr hoher Anspruch, der an ein Training gestellt werden kann.

Prinzipien der Qigong-Praxis sind Grundsätze des Lebens

Neben der Entspannung, der Ruhe und der Natürlichkeit der Bewegung fordert die Qigong-Praxis, dass die Vorstellungskraft dem Qi folgt. Ausgehend vom Prinzip, dass Ruhe und Bewegung wie Yin und Yang untrennbare Gegenpole sind, zeigen »oben leer« und »unten fest« den Weg zur richtigen Energie- und Kraftverteilung.

Dieses Bild gleicht einem Baum, der fest verwurzelt auf der Erde steht und dessen weiche und flexible Äste auch im Sturm nicht brechen. Es beschreibt den Menschen, wie er im Allgemeinen stehen sollte. Beim Qigong wird diese Energie- und Kraftverteilung besonders betont.

Zwei Charaktereigenschaften spielen beim Qigong-Training eine besonders große Rolle. Sie brauchen **Geduld**. Qigong ist keine Wundermethode, die plötzlich alle Probleme verschwinden lässt. Seitdem ich als Trainer und Lehrer arbeite, ist mir kein Fall bekannt geworden, in dem Qigong zur Spontanheilung geführt hat. »Gong« heißt Arbeit, und diese müssen Sie erst leisten, bevor der Erfolg eintritt.

> »Auch ein Weg von tausend Meilen beginnt mit einem ersten Schritt.«
>
> Laotse

Der Weg zu Ihrem Wunschziel besteht aus vielen kleinen Schritten. Sie werden nicht mit einem einzigen Sprung dorthin kommen. Also verschwenden Sie bitte keine unnötige Energie in dieses Wunschdenken.

Der zweite wichtige Charakterzug für das Qigong-Training ist die **Gelassenheit**. Dies ist eine Anforderung, mit der die meisten Menschen nur schwer zurechtkommen. Sie verlangt die Akzeptanz von Stillstand oder manchmal sogar Rückschritten. Auch auf dem weiteren Weg drohen Rückschläge, die Sie vielleicht auf eine harte Probe stellen. Arbeiten Sie beständig daran, Ihre Gelassenheit zu behalten oder sie wieder zurückzugewinnen. Sie werden feststellen, dass diese Investition in Ihre Person sich auf lange Sicht wirklich lohnt.

Wie »funktioniert« Qigong?

Damit wir beim Qigong-Training ans Ziel gelangen, nutzen wir drei Mittel und beschreiten zwei Wege. Bewegung, Konzentration und Atmung müssen kontrolliert und in einen harmonischen Ablauf gebracht werden, damit die Übungen ihre volle Wirkung entfalten können. Das Qigong wird deshalb auch als Meditation in Bewegung bezeichnet.

Die zwei Wege sind Übungen in Bewegung und Übungen in Ruhe. Beim bewegten Qigong werden äußerliche Bewegungen geübt. Der Leitsatz zu diesem Weg ist: »Über die (äußere) Bewegung zur (inneren) Ruhe gelangen«. Das bewegte Qigong trainiert die Muskeln, Sehnen, Bänder und die Motorik. Das Qigong ohne körperliche Bewegung steht unter dem Leitsatz: »Durch die (äußerliche) Ruhe (innere) Bewegung entstehen lassen«. Das innere Training fördert die Energiebewegungen, die für die Organfunktionen wichtig sind.

Qigong ist durch seine fließenden Bewegungen bekannt, die wie in Zeitlupe ausgeführt werden. Das Training verbindet und harmonisiert menschliche Grundbedürfnisse, z. B. die Bewegung, die Atmung und die Konzentration. Was aber geschieht im Inneren des Körpers?

Professor Jiao Guorui, ein großer Meister des Qigong, hat diese Vorgänge beschrieben. Alles beginnt im Gehirn mit einem klaren Gedanken. Die geistige Kraft »Shen« ist der Auslöser der weiteren Entwicklung. Im Kopf befindet sich das obere Energiezentrum, in China nennt man den Geist auch den »Anführer des Körpers«. In der Meditation, mit der Kraft des klaren Gedankens, trainieren Sie das »erworbene Qi«. Diese nach der Geburt erworbene Energie ist die Quelle der »Essenz«. Der Begriff »Essenz«, auch als »Jing« bezeichnet, beschreibt den materiellen Anteil des Qi und bildet die Grundlage für die Fortpflanzung. Der Sitz dieser Kraft ist der untere Dantien. Während des Qigong-Trainings verändert sich die Essenz und wird zum Qi, das unser Leben bewegt und sich im hinteren Dantien befindet. Durch das weitere Üben entsteht aus dem Qi wieder das »Shen«, das geistige Potenzial, und der Kreislauf der Energietransformation schließt sich. Das »Wahre Qi«, das »Zhenqi«, befindet sich im mittleren Energiezentrum. Diese Kraft ist für alle Körperfunktionen des Menschen verantwortlich. Es bestehen Verbindungen zum Qi, aber auch zum Geist und zur Essenz. Das vorgeburtliche Qi braucht die nährende Funktion der erworbenen Energie und stützt im Gegenzug das erworbene Qi.[20]

Meditation

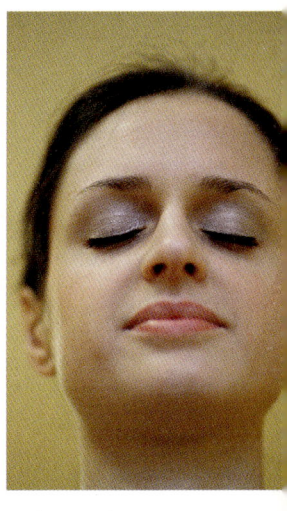

Die »Kunst der Meditation« ist eigentlich keine Kunst. Jeder Mensch kann die Meditation erlernen, aus diesem Grund ist Meditation ein Training. Wer die Übung ernsthaft und regelmäßig über einen längeren Zeitraum hinweg durchführt, wird das Ziel erreichen. Für viele Menschen klingt der Begriff »Meditation« zu esoterisch und abgehoben. In meinen Kursen und Ausbildungen versuche ich immer wieder klar zu vermitteln, dass Meditation nichts anderes ist, als die tausend Gedanken des Alltags aus dem Kopf zu entlassen und nur noch einen Gedanken zuzulassen. Das ist die hohe Schule, die einen starken Willen und Ausdauer erfordert. Konzentration ist Meditation. Damit sie möglichst intensiv wirken kann, braucht es die ungeteilte Aufmerksamkeit des Meditierenden. Äußere Einflüsse wie Geräusche, Gedanken oder andere Ablenkungen müssen in der Meditation abgewendet werden. Es gibt viele Arten zu meditieren, z. B. in Bewegung, im Qigong oder im Tajiquan, dem Schattenboxen. Wenn Sie eine Übung versuchen, werden Ihre Gedanken Sie immer wieder einholen: »Ich habe ganz vergessen, dies oder jenes einzukaufen«, oder: »Der Kollege in der Firma hat mich heute ganz schön genervt.« Aber auch existenzielle Dinge wie Hunger oder Durst können die Konzentration beeinträchtigen. Weisen Sie sie mit folgenden Worten einfach ab: »Jetzt nicht – später!« Konzentrieren Sie sich wieder auf Ihren Körper. Es wird Ihnen immer öfter und immer länger gelingen, sich zu konzentrieren, wenn Sie die Meditation üben. Überfordern Sie sich, gerade zu Beginn der Meditationspraxis, nicht mit zu hoch gesteckten Zielen.

20 Vgl. Guorui Jiao: Qigong-Yangsheng. Gesundheitsfördernde Übungen der traditionellen chinesischen Medizin. Uelzen 1988, S. 97.

Leitfaden Chinesische Eigentherapie

Akupressur und Selbstmassage

Die Behandlung von Beschwerden und Erkrankungen durch die Stimulation von Energiepunkten hat eine mehr als 2000 Jahre alte Tradition. Es existieren Aufzeichnungen aus der Zeit um 600 v. Chr., die die Energiewege und die Lage der Reizpunkte genau beschreiben. Diese Aufzeichnungen besitzen größtenteils bis heute Gültigkeit.

Die Chinesen nennen die Akupunkturpunkte »Tore der Energie«. Diese Bezeichnung beschreibt bildlich die Funktion der Punkte. Sie lassen einen Zugriff von der Körperoberfläche auf die inneren Funktionen und Abläufe im Körper zu. So können Blockaden gelöst werden, und das Energiepotenzial des Menschen kann sich wieder gleichmäßig verteilen. Jedem Punkt werden besondere Wirkungen nachgesagt.

Die »Tore der Energie« lassen sich auf unterschiedlichste Arten stimulieren. Die traditionellen Methoden zur Manipulation sind die Akupressur (lat. »premere« bedeutet »drücken«), bei der durch Druck und Bewegung mit den Fingerspitzen ein Reiz gesetzt wird. Die Akupunktur (lat. »pungere« bedeutet »stechen«) verwendet Nadeln für die Aktivierung oder die Beruhigung. Das Abbrennen von Beifuß (Artemisia vulgaris) ist eine weitere Möglichkeit, auf das feinstoffliche System des Menschen einzuwirken. Die Erwärmung sorgt dabei für einen zusätzlichen Reiz auf die Akupunkturpunkte. Man nennt diese Methode Moxibustion. Moderne Behandlungsmöglichkeiten sind die Elektroakupunktur, die Laserakupunktur und die Akupunktur mit Farben oder mit ätherischen Ölen. Und selbstverständlich kann man auch über die Massage die Akupunkturpunkte stimulieren. Diese Technik wird besonders bei der Qigong-Massage angewandt, wo sie mit Atemtechniken und Konzentration die Grundlage der Behandlung bilden.

Trotz der sehr unterschiedlichen Möglichkeiten, mit diesen Methoden den Energiefluss positiv zu beeinflussen, sind die Grundannahmen dieselben:
→ Die Energie im Körper treibt die Lebensfunktionen an.

- Diese innere Kraft fließt auf festen Bahnen, die an bestimmten Stellen, den Akupunkturpunkten, ein Einwirken auf den Energiefluss zulassen.
- Diese Verbindung von außen nach innen hat nicht nur therapeutische Bedeutung. Sie ist auch bei der Suche nach Ursachen von Gesundheitsstörungen wichtig. So zeigen sich innere Prozesse an verschiedenen Körperstellen durch Auffälligkeiten.
- Dann liegt eine Blockade des Energieflusses vor, oder das Verhältnis der Yin- und Yang-Energien ist nicht mehr harmonisch. Eine Unter- oder eine Überversorgung bestimmter Körperregionen kann entstehen, wodurch sich Krankheitssymptome zeigen.
- Die klassische Akupunktur ist allgemein bekannt. Sie bezieht sich überwiegend auf den Verlauf der zwölf Meridiane. Auf diesen Energiebahnen befinden sich die meisten Punkte, die während einer Behandlung stimuliert werden. Die klassische Akupunktur nutzt aber auch die sogenannten Extrapunkte, die nicht auf den Meridianen liegen und besondere Wirkungen bei bestimmten gesundheitlichen Problemen zeigen.

Ernährung

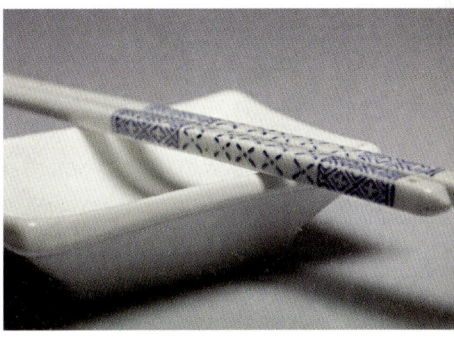

Die altchinesische Ernährungslehre, die sich seit Langem bewährt hat, gründet sich auf dem Denkmodell von Yin und Yang und der Fünf-Elemente-Lehre. Seit unserer Geburt verfügen wir über ein natürliches Gleichgewichtsgefühl. Wir sind auf Balance und Harmonie ausgerichtet. Wie dies wirkt, kennen Sie sicherlich aus eigener Erfahrung: Wenn Sie scharf oder salzig essen, haben Sie danach häufig »Heißhunger« auf etwas Süßes. Im umgekehrten Fall steht Ihnen nach einem Stück Schokoladentorte oft der Sinn nach Schärfe und Würze.

Unsere Ernährung ist, losgelöst vom Genussprinzip, unsere Art, Energie aufzunehmen. Für unsere Gesundheit und unser Wohlbefinden bedeutet sie aber noch mehr. Die Chinesen sagen: »Ernährung ist Medizin.« Daher zählen Ernährungsratschläge bis heute zum Standard jeder traditionellen chinesischen Therapie. Durch die richtige Ernährung bleibt der Mensch gesund, und eine angepasste Ernährungsweise kann Heilungsprozesse auslösen und unterstützen.

Der natürliche Instinkt der Tiere lässt diese sich richtig ernähren. Diesen Instinkt haben viele Menschen in unserer Konsum- und Genussgesellschaft verloren. Stress und Zeitmangel unterstützen diese gesundheitsschädigende Entwicklung.

Die folgenden Fragen sollten wir uns grundsätzlich vor dem Kochen stellen. Für die richtige Ernährung sind sie ganz entscheidend.

Für wen koche ich? (Gruppe oder Einzelperson, Gesunde oder Kranke, alte oder junge Menschen)
Wo koche ich? (in nördlichen oder südlichen Regionen)
Wann koche ich? (Uhrzeit, Jahreszeit)

Yin und Yang

Im westlichen Kulturkreis teilen wir unsere Nahrungsmittel nach ihrem Gehalt an Kohlehydraten, Vitaminen, Kalorien und Fetten ein. Der altchinesischen Gesundheitslehre ist dies fremd. Die Ernährungslehre nach dem Yin-Yang-Prinzip geht von drei Energieformen der Ernährung aus: warm – neutral – kalt. Eine Diät, d. h. eine Ernährungsumstellung, ist immer darauf ausgerichtet, durch die gezielte Aufnahme bestimmter Lebensmittel einen energetischen Ausgleich herbeizuführen.
Yin-Lebensmittel haben einen kalten Energiecharakter. Sie kühlen den Körper innerlich.

Neutrale Lebensmittel wirken ausgleichend. Sie weisen nur geringe Tendenzen zu Yin oder Yang auf.

Yang-Lebensmittel haben einen heißen Energiecharakter. Sie erhitzen den Körper innerlich.

Die Ernährungsregeln lassen sich leicht und verständlich erklären. Bei Kältezuständen nimmt man »heiße« Lebensmittel zu sich, z. B. bei einer Erkältung. Der »unterkühlte« Körper erhält so die innere Hitze oder das innere Feuer, das er zum Ausgleich zwischen Kälte und Hitze braucht. Der Körper ist dann wieder ausgeglichen, und die Krankheitssymptome verschwinden. Bei einer Erkältung beispielsweise wirkt die Wärmebehandlung nur zu Beginn der Krankheit, wenn die Erkältung sich noch nicht im Körper festgesetzt hat. Wenn der Körper allerdings mit erhöhter Temperatur und Fieber reagiert, sollten Nahrungsmittel mit heißem Energiecharakter vermieden werden. Das wäre Öl ins Feuer gegossen und würde Ihre Situation deutlich verschlimmern.

Warm – Neutral – Kalt

Zu den Lebensmitteln mit einem warmen Energiecharakter, die also in Richtung Yang tendieren, gehören beispielsweise:

Fleisch, Fisch	✓ Lammfleisch, Rindfleisch, Reh, Hummer, Krabbe
Gemüse	✓ Paprika, Knoblauch, Sauerkraut, Zwiebel, Ingwer
Obst	✓ Honigmelone, Mandarine, Aprikose, Pfirsich
Getränke	✓ Kaffee, Alkohol, schwarzer Tee

Als neutral gelten:

Fleisch, Fisch	✓ Schweine-, Puten-, Hühnerfleisch, Ente, Karpfen, Aal
Gemüse	✓ Reis, Brokkoli, Rosenkohl, Kartoffel, Kopfsalat, Erbse
Obst	✓ Erdbeere, Apfelsine, Apfel, Kiwi
Getränke	✓ Honigwasser, Sojamilch

Die »kalten« Nahrungsmittel sind:

Fleisch, Fisch	✓ Hasenfleisch, Krebs, Muschel
Gemüse	✓ Spinat, Aubergine, Rettich, Sellerie
Obst	✓ Grapefruit, Birne, Banane, Wassermelone
Getränke	✓ grüner Tee, Pfefferminztee, Hagebuttentee

Fünf-Elemente-Wandlungsphasen

Die Ernährungsregeln nach den Fünf-Elemente-Wandlungsphasen basieren auf verschiedenen Zuordnungen der Lebensmittel nach den Fünf Elementen. Ich möchte Ihnen die Einteilung nach Geschmacksrichtungen, die in einer besonderen Verbindung zu den Funktionskreisen und den Meridianen stehen, näher erläutern.

Die **Schärfe** wird dem Element Metall und dem Funktionskreis »Lunge« zugeordnet. Sie sorgt für Bewegung im Organismus, wirkt verteilend und fördert die Zirkulation der Energie und des Bluts. Die Geschmacksrichtung **salzig** gehört zum Element Wasser und dem Funktionskreis »Niere«. Sie wirkt sich schließend, weichmachend und besänftigend auf die Funktionen des Körpers aus. **Sauer** wird dem Element Holz und damit den Energiebahnen von Leber und Gallenblase zugeordnet.

Diese Geschmacksrichtung wirkt sich schließend auf die Körperfunktionen aus, sie begünstigt das innerliche Verfestigen. Der **bittere** Geschmack steht in Verbindung zum Element Feuer und dem Herz- sowie dem Dünndarm-Meridian. Er wirkt trocknend auf den Körper, und er reinigt innerlich. Die **Süße** hat einen besonderen Bezug zum Element Erde und dem Funktionskreis »Milz«. Sie verlangsamt alle Prozesse im Körper.

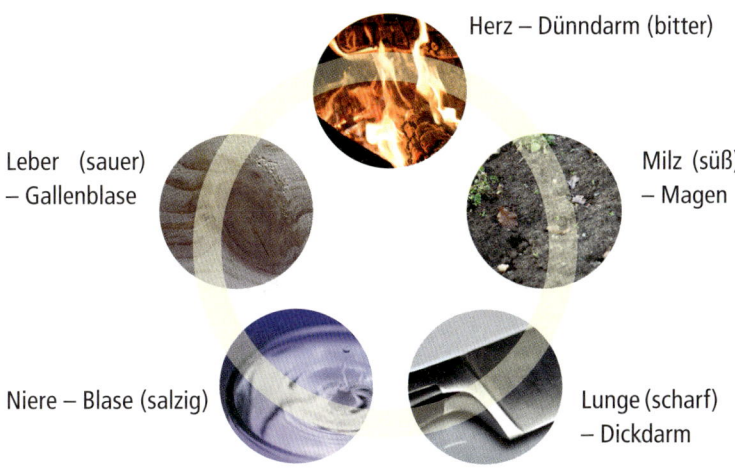

Herz – Dünndarm (bitter)

Leber (sauer) – Gallenblase

Milz (süß) – Magen

Niere – Blase (salzig)

Lunge (scharf) – Dickdarm

Das Prinzip der Ernährungsumstellung ist einfach. Es geht in erster Linie um die Dosierung. Bei einem gesunden Menschen bedeutet es, dass die jeweiligen Geschmacksrichtungen eine positive Wirkung auf die Funktionskreise ausüben. Zu wenig oder im Übermaß genossen schädigen die Lebensmittel, die den Geschmacksrichtungen zugeordnet werden, die entsprechenden Meridiane und können zum Verstärker gesundheitlicher Probleme werden. Bei erkrankten Menschen muss aus diesem Grund sehr genau diagnostiziert werden, welcher Funktionskreis eingeschränkt ist. Nach der Diagnose sollten Speisen der empfohlenen Geschmacksrichtung nicht mehr oder nur in geringen Mengen verzehrt werden. Ich möchte Ihnen dies an einem Beispiel erläutern. Wenn Sie Nierenprobleme haben, vermeiden Sie es, zu oft und zu viel Salz in Ihren Speisen zu verwenden. Sie würden eine Erkrankung dadurch noch verschlimmern. Viele Nahrungsmittel, ob Fisch, Fleisch, Gemüse, Gewürze oder Kräuter, haben spezielle Wirkungen auf bestimmte Organe, Meridiane oder auch Erkrankungen. Eine ausführliche Beschreibung dieser Wirkungen finden Sie in den entsprechenden Eigentherapieteilen.

Diagnose auf Chinesisch

Wenn ein gesundheitliches Problem aufgetreten ist, gilt es nicht, das Symptom zu bekämpfen, sondern die Ursache zu finden. Die chinesische Medizin besitzt eine sehr vielseitige und ganzheitliche Diagnoseform. Zu Ihrem besseren Verständnis fasse ich noch einmal die Ansätze der chinesischen Gesundheitsphilosophie zusammen:

→ Der Mensch ist das Produkt des Zusammenspiels von Yin und Yang.
→ Die Seele besteht aus sterblichen und unsterblichen Anteilen.
→ Die Lebenskraft des Menschen ist das Qi.
→ Der Körperzustand unterliegt den Einflüssen und Abläufen der Fünf Elemente und ihrer Wandlungsphasen.
→ In den zwölf unsichtbaren Energiebahnen und auf vielen weiteren Verläufen bewegt sich die Lebensenergie in einem Kreislauf.

Eine gesunde Körperfunktion zeigt sich grafisch in folgendem Bild.

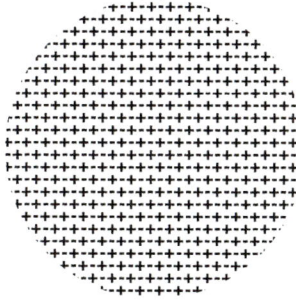

Damit man eine gesundheitliche Störung auffinden kann, werden die Patienten durch die Zungendiagnose, die Pulsdiagnose oder die Befunderhebung durch Geruch und Gehör sowie eine intensive Befragung durch den Arzt oder den Therapeuten untersucht. Diese Erkenntnisse bilden die eigentliche Grundlage für die Suche nach der Krankheitsursache. Die Diagnostik durchschreitet drei Stufen:

1. das Zuordnen der gefundenen Hinweise zu den sogenannten Leitkriterien, die ich im Folgenden erläutere,
2. die Suche nach den die Krankheit auslösenden Faktoren,
3. die Suche nach den von der Krankheit betroffenen Funktionskreisen.

1. Die Leitkriterien
a) Kälte- und Wärmesymptome
Kältesymptome entstehen durch einen im Körper bestehenden Überschuss an Yin-Energie. Ihre Ursachen sind:

→ das zusätzliche Eindringen von bösartigem Yin in den Organismus,

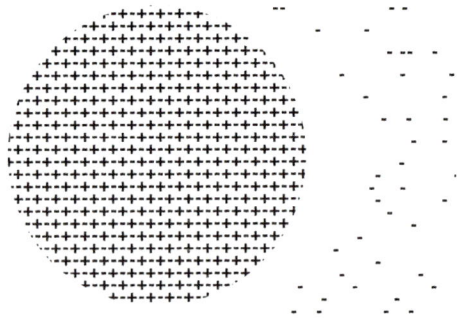

→ das Fehlen ausreichender Yang-Energie im Organismus.

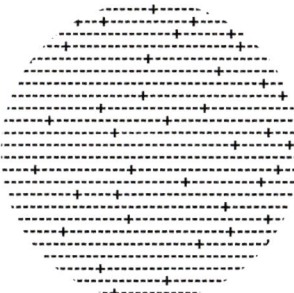

Menschen mit einem Yin-Energie-Überschuss haben in der Regel ein großes Ruhe- und Wärmebedürfnis. Das Gesicht und die Zunge sind häufig blass. Sie sind eher wortkarg bis still und haben wenig Durst.

Wärmesymptome entstehen durch einen Überschuss an Yang-Energie, der auf zwei Ursachen beruhen kann:
→ das zusätzliche Eindringen von bösartigem Yang in den Organismus,

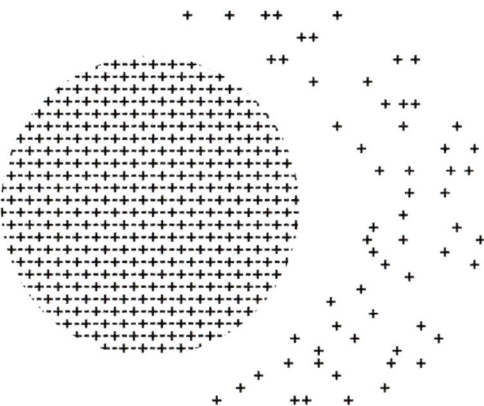

→ das Fehlen ausreichender Yin-Energie im Organismus.

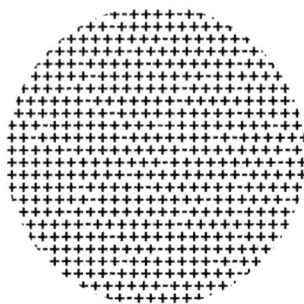

Menschen, die zu viel Yang-Energie haben, zeichnen sich durch eine erhöhte Nervosität und innere Unruhe aus. Das Gesicht und die Zunge sind rötlich verfärbt, weil das Yang Hitze hervorruft. Man kann auch sagen, dass »der Vulkan unter der Oberfläche brodelt«. Häufig handelt es sich um laute Menschen, die eher kalte Getränke bevorzugen.

Für eine Beurteilung ist es wichtig, zu wissen, wo die Funktionsstörung abläuft, denn so lassen sich Schlüsse über die Tiefenwirkung der Erkrankung ziehen. Grundsätzlich sind dabei oberflächliche Krankheiten leichter zu regulieren als innere Störungen.

b) Erkrankungen, die an der Oberfläche ablaufen
Oberflächliche Erkrankungen entstehen meistens durch äußere Einflüsse. Sie können aber auch in die Tiefe vordringen. Häufig werden sie von leichtem Fieber oder Schüttelfrost begleitet. Es treten aber auch Beschwerden wie Kopfschmerzen und Schnupfen auf. Der Appetit der Patienten ist in der Regel normal ausgeprägt.

c) **Erkrankungen, die im Inneren ablaufen**

Innere Krankheiten basieren entweder auf dem Eindringen von oberflächlichen Erkrankungen in die Tiefe, oder sie entstehen bereits im Inneren. Emotionale Prozesse sind häufig Auslöser für eine ganze Reihe von inneren Erkrankungen, die von Schmerzen im Brust- und Bauchbereich, einem trockenen Mund und Brechreiz begleitet werden.

2. Die Suche nach den die Krankheit auslösenden Faktoren

Die Suche unterscheidet zwischen folgenden Einflüssen:
- äußere Einflüsse (klimatisch bedingt)
- innere Einflüsse (emotional bedingt)
- soziale Einflüsse (durch den Lebenswandel bedingt; aber auch Unfälle zählen zu dieser Kategorie)

3. Die Suche nach den betroffenen Funktionskreisen

Von einer Erkrankung können folgende Funktionskreise betroffen sein:
- Lunge/Dickdarm
- Leber/Gallenblase
- Milz/Magen
- Niere/Blase
- Herz/Dünndarm

Westliche und chinesische Diagnose im Vergleich

Der große Unterschied zwischen der westlichen Medizin und der chinesischen Befunderhebung liegt in der Zusammenstellung der Einzelinformationen. Die westliche 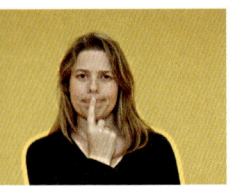 Diagnose sammelt durch Elektrokardiogramme (EKG), Röntgenbilder und verschiedene Laborwerte bestimmte Daten. Diese Informationen führen dann zu einem Befund, der erklärt, welche organischen Veränderungen stattfinden oder stattgefunden haben. Beobachtungen werden als Messwerte registriert. Die Zusammenfassung der Fakten führt dann zu einem anatomischen Schaubild des Patienten.

Da sich auch die östliche Heilkunde aus der Philosophie entwickelt hat, ist die Datenzusammenstellung subjektiv und abstrakt. Die chinesische Medizin ist eher unspezialisiert. Die Lebenssituation des Patienten fließt daher immer in den Befund ein. Der westliche Arzt »heilt« den Patienten – der chinesische Arzt zeigt dem Patienten nur den Weg zur Heilung. Der Erkrankte heilt sich selbst durch die Aktivierung seines eigenen Gesundheitspotenzials. Dies ist der längere Weg zur Gesundung. Daher ist die westliche Medizin bei akuten Erkrankungen im Vorteil, während die chinesische Medizin chronische Erkrankungen besser behandeln kann.

Kopfschmerzen und Migräne aus chinesischer Sicht

Bevor Sie im Eigentherapiekapitel Übungen finden, die Ihnen helfen können, Kopfschmerzen zu lindern oder Migräne vorzubeugen, stellen Sie sich die Frage, wie es zu Kopfschmerzen kommt. Die Hirnsubstanz, wie z. B. auch die Bandscheiben, verfügt selbst nicht über Schmerzrezeptoren und ist daher schmerzunempfindlich. Am Beispiel der Entstehung von Migränekopfschmerzen möchte ich Ihnen diese Frage beantworten. Jeder Mensch verfügt über unterschiedliche Grenzen, z. B. die der Informationsaufnahme. Wenn diese Schwellen überschritten werden, kommt es zu einer körperlichen Reaktion. Bekannte Auslöser für Migräneattacken sind zu viel Stress und zu wenig Schlaf, aber auch hormonelle Schwankungen und unregelmäßige Ernährung.

Ein bestimmter Teil des Gehirns, der Hypothalamus, empfängt die Signale und wird aktiviert. Dies wirkt sich auch auf die angrenzenden Nervenbahnen aus, die für die bekannten Nebenwirkungen der Migräne zuständig sind, z. B. Übelkeit, Erbrechen und die erhöhte Sensibilität gegenüber Lichtreizen und Lärm.

Die erhöhte Aktivität des Hypothalamus aktiviert zudem auch ein nahe gelegenes Areal, in dem der Trigiminusnerv, ein Gesichtsnerv, entspringt. Daraufhin weitet sich die Migräne aus. Dieser Nerv versorgt die Blutbahnen des Gehirns und die Hirnhaut. Als Folge dieser Reizung schwellen die Blutgefäße an, und es tritt Gewebsflüssigkeit aus. Dadurch kommt es zur Kompression der Nervenfasern, und dieser Druck verursacht die Schmerzen.

Für die Eigentherapie nutzen Sie vier Methoden der chinesischen Heilkunde: Qigong-Bewegungsübungen, Entspannungsmeditationen, Selbstmassagen und Ratschläge nach der altchinesische Diätetik.

Kopfschmerzen aus chinesischer Sicht

Kopfschmerzen und Migräne sind aus Sicht der TCM keine eigenständigen Erkrankungen, sondern immer eine Folge von Schwächungen in anderen Bereichen. Die individuelle Diagnose ist daher sehr aufwendig, und ein chinesischer Arzt nutzt zur Erhebung des Befundes sein ganzes Können.

Allgemein betrachtet, gibt es fünf Ursachen für Kopfschmerzen: Schleim, »Hitze« im Leber-Meridian, »Blut«-Stau, ein erhöhtes Aufkommen von Feuchtigkeit oder eine Behinderung des Energieflusses im Leber-Meridian.

Schleim
Schon eine erhöhte Ansammlung von Feuchtigkeit und eine vermehrte Bildung von Schleim, in Verbindung mit einem Energiemangel der »Milz«, können Kopfschmerzen auslösen. Menschen, bei denen die Ursache der Kopfschmerzen in der Bildung von Schleim liegt, haben häufig ein angespanntes Gefühl im Brustbereich, das auch von einem Druckgefühl begleitet sein kann. Außerdem berichten die Betroffenen von einem unangenehmen Mundgeruch und einer Ansammlung zähflüssigen Schleims.

Auch der Einfluss von Wind und das vermehrte Aufkommen von Schleim verhindern, dass die Yang-Energie zum Kopf aufsteigen kann. Die Betroffenen leiden unter Kurzatmigkeit, Schwindel, Übelkeit oder Benommenheit.

»Hitze« im Leber-Meridian
Die Yang-Energie des Leber-Meridians steigt in Richtung Kopf. Die innere Hitze zeigt sich äußerlich durch Rötungen im Gesicht und in den Augen. Außerdem verändert sich auch die Psyche der Menschen: Sie sind innerlich unruhig, leicht reizbar und neigen zu cholerischen Ausbrüchen. Der ganze Körper ist bei ihnen überspannt.

Im gesamten Funktionskreis ist innere Hitze entstanden. Im Bereich des Dreifacher-Erwärmer-Meridians herrscht ebenfalls Hitze vor, die zusätzlich von innerer Feuchtigkeit begleitet wird. Auch diese Menschen haben gerötete Augen und sind leicht reizbar. Zusätzlich haben sie einen bitteren Geschmack im Mund, und ihr Rippenbogen kann schmerzen.

»Blut«-Stau
Eine Stauung von »Blut« liegt bei Kopfschmerz-Patienten im Bereich des Beckens vor, und das »Blut« zieht verstärkt nach oben in Richtung Kopf. Häufig sind diese Menschen kräftig gebaut und haben ein gerötetes Gesicht. Ihr Becken ist zudem meist druckempfindlich.

Erhöhtes Aufkommen von Feuchtigkeit
Der Organismus hat bei diesen Menschen zu wenig »Blut«. Gleichzeitig schädigen ihn die Einflüsse innerer »Nässe«, es kommt zu einem erhöhten Aufkommen von Feuchtigkeit und »Kälte« im Körper. Diese Menschen sind kälteempfindlich und haben häufig kalte Hände und Füße. Sie sind oft zierlich gebaut und schwach.

Das Wasser im Körper zeigt sich durch Ödeme und ein Benommenheitsgefühl im Kopf. Häufige Übelkeit und auch Verstopfung weisen darauf hin, dass zu viel Feuchtigkeit den Organismus belastet. Die auftretenden Kopfschmerzen sind eher dumpf, und Schwindelgefühle treten regelmäßig auf.

Behinderung des Energieflusses im Leber-Meridian
Zu dieser Behinderung des Energieflusses kommt ein leichter »Blut«-Mangel im gesamten Organismus hinzu. Bauchschmerzen treten auf und bei Frauen zusätzlich Regelbeschwerden. Immer wenn die Funktion des Leber-Meridians beeinträchtigt ist, folgen psychische Auffälligkeiten. Diese Menschen sind schnell frustriert und leicht reizbar. Ihr ganzes Wesen ist unausgeglichen.

Eine sehr differenzierte Feststellung der Ursachen von Kopfschmerzen kann nur durch einen Mediziner erfolgen. Im Rahmen der Eigentherapie können Sie übergreifende Maßnahmen treffen, die Ihren Gesundheitszustand verbessern können. Ausgangspunkte sind immer wieder die Gefühle Zorn und Wut und das Element des Himmels, der Wind. In der TCM werden die Gefühle bestimmten Funktionskreisen zugeordnet, die jeweils aus zwei Meridianen bestehen und festgelegte Aufgaben erfüllen. Im Fall der Wut ist dies der Funktionskreis »Leber«. Wie Sie aus der Übersicht der Ursachen von Kopfschmerzen ablesen können, taucht eine Beeinträchtigung dieses Funktionskreises als eine mögliche Ursache immer wieder auf. Weil Wut, neben der Angst, eine Emotion des Stresses ist, und Stress bei Spannungskopfschmerzen und Migräne als Auslöser erkannt wurde, liegen die Ansätze der chinesischen Heilkunde und der klassischen Medizin nicht weit voneinander entfernt.

Eine sinnvolle Eigentherapie kann sich aber nicht an diesen komplizierten Zusammenhängen ausrichten. Ich habe die drei folgenden Ansätze ausgewählt, die in der Anwendung sehr Erfolg versprechend, leicht erlernbar und alltagstauglich sind:

Kopfschmerzprävention

Während der anfallfreien Zeit oder zur Vorsorge haben sich Kopfmassagen bewährt. Mit ihnen lassen sich Stirn-, Scheitel- und Hinterkopfschmerzen vorbeugen. Sie helfen aber auch bei Benommenheit und geistiger Müdigkeit und können unterstützend zur Akupressur eingesetzt werden. Sie finden diese Massagen ab S. 153.

Kopfschmerzen nach dem Ort des Auftretens

In diesem Unterkapitel der Eigentherapievorschläge, speziell bezogen auf die Akupressur, stelle ich Ihnen ausgewählte Punktkombinationen zur Behandlung folgender Regionen des Kopfes vor:
a. Stirnkopfschmerzen
b. Schläfenkopfschmerzen
c. Scheitelkopfschmerzen
d. Hinterkopfschmerzen
e. halbseitig auftretende Kopfschmerzen

Kopfschmerzen, die bestimmte Auslöser haben

Die chinesische Erfahrungsheilkunde hat festgestellt, dass es neben den lokal auftretenden Kopfschmerzen bestimmte Ursachen gibt, die die Schmerzen auslösen können. Im Rahmen der Eigentherapie sind diese auch zur Selbstbehandlung geeignet.

Kopfschmerzen, verursacht durch Ärger und Zorn

Diese Emotionen verursachen in vielen Fällen das Auftreten von Kopfschmerzen. Wut und Zorn beeinträchtigen die Funktion und das harmonische Gleichgewicht der »Leber«-Energie. Dadurch kann das »Leber-Feuer« aufsteigen. Weil der Funktionskreis-Partner, der Gallenblasen-Meridian, zum Teil im Bereich des Kopfes verläuft, kommt es zu Kopfschmerzen. Außerdem entsteht im Inneren des Körpers ein negativer Wind-Einfluss. Daraus resultieren oft Schmerzen an den Seiten des Kopfes, aber auch am Scheitel, Schmerzen im Bereich der Brust oder auch ein bitterer Geschmack im Mund.

Kopfschmerzen, verursacht durch Energiemangel

Diese Kopfschmerzen können durch die Stressbelastung entstehen. In der TCM wird davon ausgegangen, dass fordernde Geistesarbeit einen Energie- und »Blut«-Mangel begünstigt. Ohne diese Kräfte ist der Transport von Sauerstoff und Nährstoffen zum Gehirn beeinträchtigt und es kommt zu Schmerzen, ein Hinweis darauf, dass die Kopfschmerzen von Stress verursacht werden, dass sie nur auftreten, wenn besondere geistige Leistungen gefordert sind oder wir unter Stress stehen. Bei Frauen können sie auch kurz vor, während oder kurz nach der Regelblutung auftreten, weil es durch den natürlichen Blutverlust zu einem Mangel an Blut und Qi kommt. Diese Art der Kopfschmerzen betrifft sehr viele Frauen. Weitere Begleiterscheinungen sind ein blasses Gesicht, Schwindel, ein allgemeines Gefühl der Kraftlosigkeit oder Sehstörungen.

Eigentherapie

In diesem Kapitel finden Sie Vorschläge zur Selbstbehandlung von Kopfschmerzen und Migräne. Die Qigong-Übungen, die Selbstmassage und die Ernährungstipps gelten für alle Betroffenen.

Qigong

Den Atem fließen lassen

Weil die Grundposition für alle Übungen gleich ist, möchte ich sie an dieser Stelle etwas ausführlicher erklären. Die Chinesen nennen die Position »Auf Wolken sitzen«, und ich lade Sie ein, richtig Platz zu nehmen. Ihre Füße sind parallel zueinander, und sie befinden sich etwa auf Schulterbreite. Beugen Sie die Knie, und werfen Sie zur Kontrolle einen Blick auf Ihre Füße. Die richtige »Sitztiefe« erreichen Sie dann, wenn Sie nur noch die Zehenspitzen sehen können oder diese gerade verschwunden sind. Zur Kontrolle Ihrer Position können Sie sich auch vor einen Spiegel stellen. Wenn sich die Knie senkrecht über den Zehenspitzen befinden, dann »sitzen« Sie richtig. Dabei ist es egal, ob Sie X- oder O-Beine haben. Beim Beugen der Knie achten Sie besonders darauf, dass sich die Knie in Richtung der Fußspitzen bewegen und nicht nach innen oder außen drehen.

Begradigen Sie Ihre Haltung. Das ist besonders wichtig, weil Sie so dem Blasen-Meridian, dem Yang-Partner im Nieren-Funktionskreis, eine durchgängige Position verleihen. Dies wirkt sich sehr günstig auf den Energiefluss aus. Sie können sich auch versuchsweise an eine Wand stellen und den unteren Bereich der Wirbelsäule gegen die Wand drücken, sodass keine Hand mehr zwischen die Wand und den unteren Teil Ihres Rückens passt. Der Bereich Ihrer Lendenwirbelsäule ist nun so gerade wie die Wand. Stellen Sie sich einen Faden vor, der, am Steißbein beginnend, die Wirbelsäule mit der Erde verbindet und Sie zur Erde hinzieht.

Ihre Schultern hängen locker und tief. Damit Sie diese Position erreichen, ziehen Sie am besten die Schultern einige Male hoch, halten die Spannung und lassen sie dann »fallen«. Atmen Sie dabei kräftig aus. Beobachten Sie, wie sich die Schultern mit jedem »Fallenlassen« tiefer senken, und spüren Sie dieser Lockerung nach.

Ihren Kopf halten Sie folgendermaßen: Stellen Sie sich vor, am höchsten Punkt des Kopfes, dem »Baihui«, werden Sie an einem Faden sanft nach oben gezogen. So dehnen Sie Ihre Halswirbelsäule und senken Ihr Kinn leicht.

Die Übung »Den Atem fließen lassen« aktiviert Ihr unteres Energiezentrum im Bauchraum. Sie können die Übung im Sitzen oder im Stehen machen. Halten Sie den Körper locker, der Oberkörper ist aufgerichtet. Auch die Hände sind entspannt und locker. Nun beginnen Sie mit der Bewegung. Die Chinesen sagen, dass zuerst das Haus gebaut und danach mit Meditation und Atmung eingezogen wird.

Heben Sie die leicht gebeugten Arme vor dem Körper hoch, bis die Hände sich auf Höhe der Schultern befinden. Führen Sie sie nun wieder langsam in die Ausgangsposition zurück. In Ihrer Vorstellung sind Ihre Hände leichter als Luft. In der Aufwärtsbewegung zeigen die Handflächen zur Erde, in der Abwärtsbewegung zeigen sie nach vorn. Die Auf- und Abwärtsbewegungen werden im Stehen von einer Auf- und Abwärtsbewegung des Körpers begleitet. Bewegen Sie die Arme abwärts in Richtung Oberschenkel, ohne diese zu berühren.

Beim Heben der Arme atmen Sie sanft ein, beim Senken der Arme atmen Sie aus. Stellen Sie sich während der Übung vor, dass Sie sich im Wasser bewegen, und spüren Sie den sanften Gegendruck, den das Wasser auf Ihre Bewegung ausübt. Dies ist der meditative Aspekt der Übung.

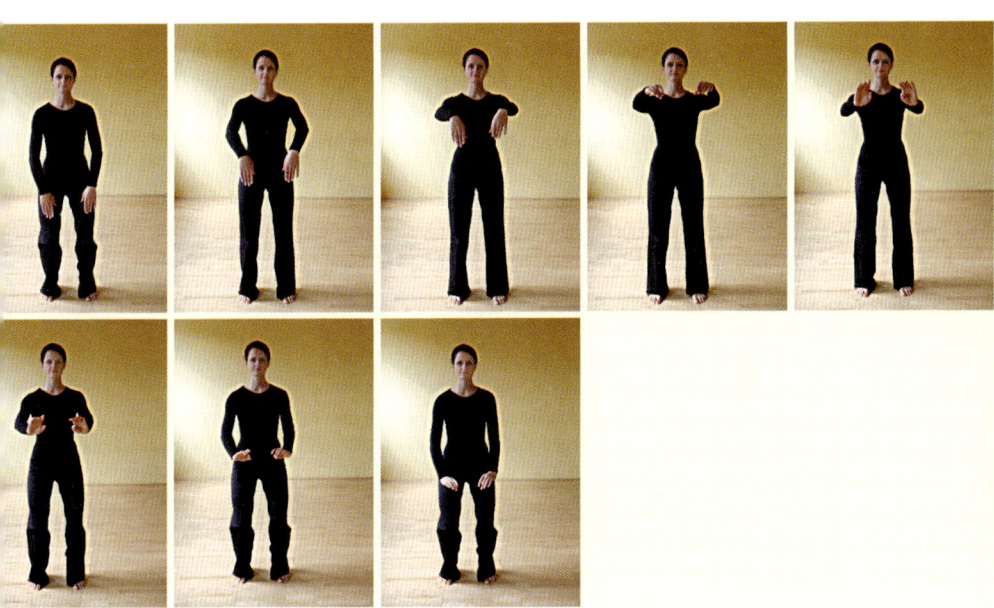

Zur Verbesserung des Körpergefühls und der Körperkontrolle sollen die Auf- und Abwärtsbewegungen des Rumpfes und der Arme gleichzeitig beginnen und enden. Schnell werden Sie feststellen, dass diese Koordination zu erheblichen Problemen bei der Umsetzung führt, entweder Ihr Körper ist zu früh oben oder Ihre Arme. Ohne Konzentration werden Ihnen der Übungsablauf und die geforderte Körperkontrolle schwerfallen. Intensive Konzentration ist Meditation, Sie bündeln die tausend Gedanken zu einem, der »Gleichzeitigkeit«.

Sie bewirken mit der Übung eine Verbesserung Ihrer Gesundheit bei Leberentzündungen, Herzerkrankungen und Bluthochdruck. Außerdem wirkt sie harmonisierend und beruhigend auf den ganzen Körper.

Leitfaden Chinesische Eigentherapie

Das innere Qi beruhigen

Diese Übung sollten Sie mit den anderen Übungen als Schlussübung trainieren. Sie kann aber auch für sich allein stehen. Mit der Übung stärken Sie Ihren Körper und zentrieren das Qi im Körper. Diese Übung ist leicht erlernbar und sorgt für Ruhe, Entspannung und eine gleichmäßige Energieverteilung im Körper. Sie dient auch zur Beruhigung, besonders nach einem hektischen Arbeitstag.

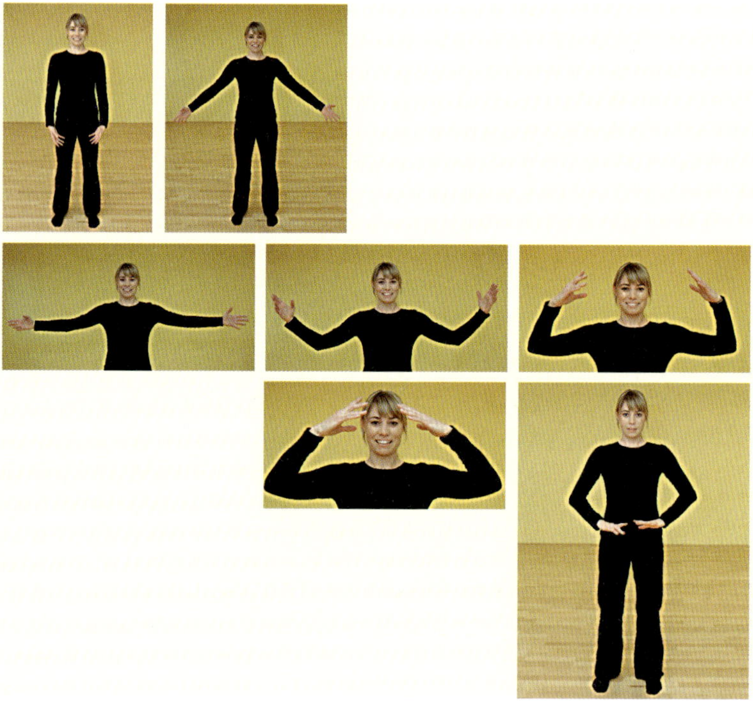

Stehen Sie aufrecht, die Füße sind parallel zueinander und befinden sich etwa auf Schulterbreite. Die Arme hängen locker nach unten, Ihre Hände sind ganz entspannt, und die Knie sind gebeugt.

Drehen Sie nun langsam die Handflächen nach vorn, und heben Sie die Arme seitlich nach oben. Diese Aufwärtsbewegung wird vom Körper begleitet. Auf der Höhe der Ohren sollten die Knie durchgestreckt sein. Wenden Sie nun in einem fließenden Bewegungsablauf die Handflächen in Richtung Erde, sodass die Fingerspitzen zueinander zeigen. Führen Sie sie langsam etwa auf der Höhe Ihrer Stirn zusammen, sie sollten sich aber nicht berühren.

Nun geht es weiter in Richtung Erde, die Handflächen zeigen dabei zum Boden. Beugen Sie wieder Ihre Knie. Ihr Ziel bei dieser Übung ist die Koordination der Auf- und Abwärtsbewegungen der Arme, d. h., Sie beginnen und beenden die Bewegung gleichzeitig. Das versteht man beim Qigong unter der Kontrolle über den Körper.

Während der Aufwärtsbewegung atmen Sie langsam, sanft und lautlos ein, bei der Abwärtsbewegung atmen Sie in der gleichen Weise aus. Das lautlose Atmen ist besonders wichtig, weil Sie die Energie im Körper aufbauen und sie nicht abatmen wollen.

Der erste Teil Ihrer Konzentration besteht in der Koordination von Auf- und Abwärtsbewegung. Lernen Sie die Faszination der Körperbeherrschung kennen. Der zweite Teil der Konzentration arbeitet mit einem Vorstellungsbild, das gespeicherte Informationen in Ihrem Körper abruft, damit der erwünschte Energiefluss entsteht. Informationen werden nur dann gespeichert, wenn Sie eine Situation erlebt haben. Stellen Sie sich vor, dass Sie in einem See stehen und die Hände aufs Wasser legen. Sie spüren bei der Abwärtsbewegung die sanfte Kraft des Wassers, das gegen Ihre Hände drückt.

Weil Sie diese Bewegung in Ihrem Leben schon häufig durchgeführt haben, hat Ihr Organismus die Information gespeichert, dass Sie für diese Bewegung Energie in den Händen brauchen. Wenn Ihre Meditation intensiv genug ist und Sie sich nicht ablenken lassen, wird Energie in die Hände fließen. Sie werden das Gefühl haben, Ihre Hände tatsächlich im Wasser zu bewegen oder eine angenehme Wärme und innere Bewegung in den Händen spüren.

Am Ende dieser Übung erfolgt das Zentrieren, indem Sie sich auf den unteren Bereich des Bauches konzentrieren.

Meridian-Gymnastik »Milz«

Die Übung stärkt den Milz- und den Magen-Meridian. Knien Sie sich auf den Boden, und setzen Sie sich auf die Fersen. Verschränken Sie die Daumen ineinander, und strecken Sie sich zum Himmel. Beugen Sie nun den Oberkörper nach hinten. Im Idealfall endet die Bewegung damit, dass der Rücken auf dem Boden liegt. Wahrscheinlich gelingt Ihnen das nicht auf Anhieb. Üben Sie am besten mit einer anderen Person, die aufpasst, dass Sie nicht abrupt nach hinten fallen, oder trainieren Sie vor einem Sofa. Nicht jeder Mensch wird eine so tiefe Endposition wie auf der Abbildung einnehmen können. Orientieren Sie sich daran, dass Sie eine deutliche Dehnung auf den Vorderseiten der Oberschenkel und im Oberkörper verspüren. Wenn Sie in der Endstellung angekommen sind, atmen Sie bewusst durch, und lassen Sie beim Ausatmen die Spannung aus dem Körper entweichen. Sie können die Übung so oft wiederholen, wie Sie es möchten.

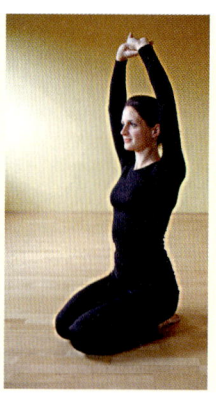
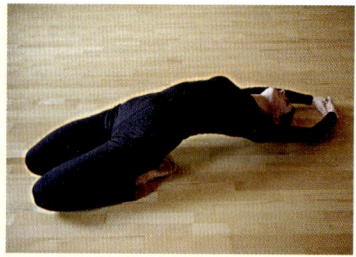

Meridian-Gymnastik »Leber«

Diese Bodenübung stärkt den Leber- und den Gallenblasen-Meridian. Spreizen Sie hierzu die Beine so weit wie möglich auseinander, und strecken Sie sie durch. Verschränken Sie die beiden Daumen ineinander, und heben Sie die Hände in Richtung Himmel. Versuchen Sie dabei, auch Ihre Taille noch oben anzuheben. Drehen Sie den Oberkörper zur Seite, beugen Sie ihn nach vorn, und versuchen Sie, mit den Händen den Fuß zu berühren. Bleiben Sie in der Endposition dieser Bewegung, und atmen Sie einige Male tief ein und aus. Spüren Sie der Spannung in Ihrem Körper nach, und lassen Sie die Anspannung mit dem Ausatmen los. Kehren Sie dann in die Ausgangsstellung zurück, und machen Sie die Übung zur anderen Seite. Wiederholen Sie die gesamte Übung einige Male. Die Anzahl der Wiederholungen richtet sich nach Ihrem persönlichen Wohlbefinden.

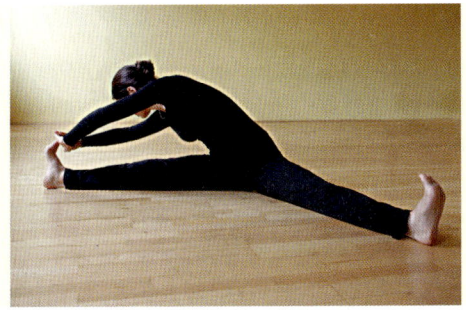

Diese beiden Übungen lassen sich auch sehr gut in Verbindung mit dem »innere Lächeln« und den heilenden Lauten trainieren.

Das innere Lächeln

Vielleicht vergeht Ihnen auch täglich immer wieder das Lachen. Holen Sie es sich mit dieser Übung zurück. Lachen sorgt im Körper für eine positive Grundstimmung und eine gewisse Entspanntheit. Es löst schlagartig Verkrampfungen, die sich in Ihren Gesichtszügen widerspiegeln und die den Energiefluss in Ihrem Körper blockieren. Für alle Entspannungsübungen gilt: Wenn ich mir keiner Anspannung bewusst bin, kann ich sie auch nicht loslassen.

Mit dem inneren Lächeln sorgen Sie nicht nur für einen Ausgleich, sondern Sie verbessern auch Ihr Körpergefühl. Spannen Sie zuerst den ganzen Körper an, und verkrampfen Sie auch Ihre Gesichtszüge. Ziehen Sie Ihre Stirn in Falten, und pressen Sie die Lippen fest zusammen. Beobachten Sie Ihre Atmung. Sie stockt und verkrampft genauso wie Ihr Energiefluss. Halten Sie dies einige Sekunden lang. Lösen Sie nun die Anspannung, sehen Sie in Ihren Körper hinein, und lassen Sie die Anspannung entweichen. Atmen Sie sanft und langgezogen aus, und schenken Sie sich selbst ein Lächeln. Lächeln Sie in den Bauch, Ihr Hauptenergiezentrum, hinein. Mit jedem weiteren Ausatmen spüren Sie, wie die Anspannung schwindet. Zeigen Sie das innere Lächeln auch nach außen!

Üben Sie das innere Lächeln zuerst eine Minute lang, und weiten Sie die Übungszeit später auf zwei Minuten aus. Es sind zwei Minuten nur für Sie und Ihren Körper. Sie lassen Sie innerlich erstrahlen, und Ihre Freude wird auch Ihr Umfeld wahrnehmen. Sie sollten diese einfache und praktische Entspannungsübung mehrmals täglich wiederholen. Lassen Sie sie zu einem Bestandteil Ihres Lebens werden, und geben Sie ihr feste Zeiten. Vielleicht starten Sie den Morgen einmal mit einem inneren Lächeln und nicht mit dem Gedanken an das, was Sie an diesem Tag alles erledigen müssen.

Sie können aber auch ganz selektiv lächeln, zum Beispiel können Sie Ihren Organen ein Lächeln schenken. Sie bestimmen nach Ihren eigenen Bedürfnissen, ob Sie dies lieber zur Einstimmung oder zum Ausklang der Meridian-Gymnastik tun wollen.

Organlächeln für die »Milz«	Organlächeln für die »Leber«
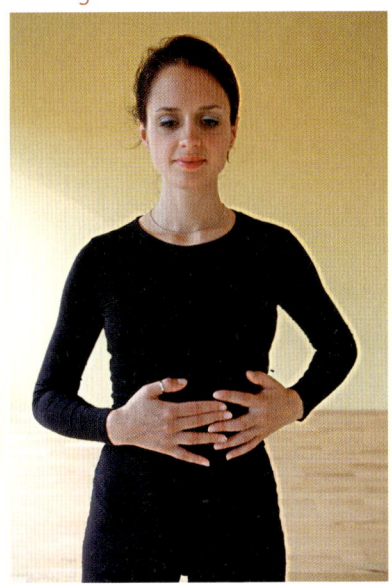	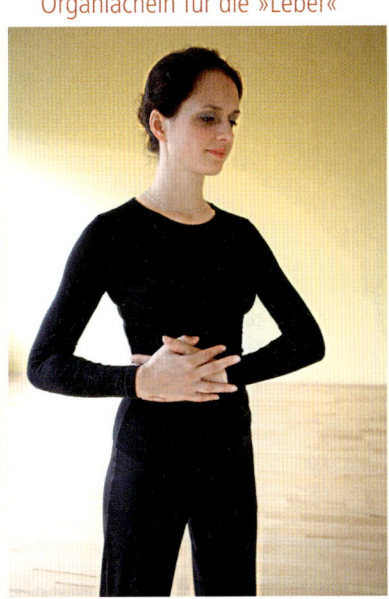

Geben Sie Laute von sich

Gerade wenn Sie im Stress sind, geben Sie immer wieder einmal Laute von sich. Wächst die Anspannung oder dauert sie lange an, können Sie beobachten, wie Sie immer wieder und häufiger kräftig ausatmen und dabei vielleicht den Laut »Ohhh« aussprechen. Stellen Sie sich die Schrecksekunde vor, wenn beim Autofahren plötzlich ein Fahrzeug vor Ihnen bremst. Sie reagieren, aber Ihr Fahrzeug schleudert weiter auf das Hindernis zu. Kurz vor dem Aufprall bleibt Ihr Auto stehen. Mit Sicherheit werden Sie kräftig ausatmen, damit Sie die angestauten Stressenergien abatmen und sich Luft verschaffen, nachdem Sie die ganze Zeit den Atem angehalten haben. Vielleicht sagen Sie »Haahh«. Dieser Laut bewirkt, dass Ihre Überspannung nachlässt und sich Atmung und Herzschlag normalisieren.

Laute, die man bewusst von sich gibt, haben eine besondere Wirkung auf das menschliche Innenleben. Das beobachteten auch die chinesischen Ärzte und begründeten die Lehre der heilenden oder heiligen Laute. Diese besagt, dass jedem Funktionskreis und dem gesamten Körper ein Laut zugeordnet ist. Spricht man den Laut aus, baut man Energie ab. Wird er dagegen lautlos gesprochen, stärken Sie das Qi. Das »Haahh« aus dem Beispiel wird dem »Herzen« zugeordnet. Ganz intuitiv benutzen viele Menschen diesen Laut in Stresssituationen und tun damit unbewusst genau das Richtige.

Die Sprechweise »laut« bedeutet, dass der Laut gerade noch hörbar ist. Es handelt sich also nicht um ein Schreien. Beim Qigong bevorzugt man auch bei der Lautstärke die eher sanften Töne. Die Sprechweise »leise« dagegen bedeutet lautlos. Die tongebenden Körperteile, Mund, Zunge und Rachen, produzieren den Laut, sie tun dies aber nur absolut lautlos. Laute oder Töne sind Schwingungen, die sich auf den Körper übertragen und ihn so aktivieren können. Denken Sie an ein Konzert, bei dem Ihnen der Bass, seine Frequenz und seine Lautstärke, auf den Magen schlagen. Oder an Ihr Lieblingslied, mit dem Sie positive Schwingungen verbinden. Oder denken Sie an meditative und ruhige Musik, die Ihren Organismus ganzheitlich lockert. Diese Schwingungsfrequenzen verändern Ihr Innenleben.

Besonders die »Milz- und Lebertöne« sollten Sie in Ihr tägliches Übungsprogramm aufnehmen und zur Stärkung der Energie immer lautlos trainieren. Verbinden Sie die Töne einfach mit der intensiven und bewussten Atmung, und sprechen Sie die Laute auch manchmal laut aus. Bei allen Bewegungsübungen, die im Atemrhythmus ausgeführt werden, können Sie die Laute einfügen. So erreichen Sie eine positive Variation der Meditation, schmälern ihre Wirkung aber nicht.

Wenn Sie unter einem großen Druck stehen, suchen Sie sich eine Möglichkeit, den »Herzlaut« HA (HO) hörbar und von intensivem Ausatmen begleitet mehrfach zu wiederholen. Diesen Ton erzeugen Sie, indem Sie ein »HA« sprechen, das im Rachen in ein »O« übergeht.

Aber Vorsicht: Diese Töne rauben Ihnen, laut ausgesprochen, wirklich Energie, besonders in Verbindung mit einem bewussten und intensiven Ausatmen. Testen Sie die Wirkung einmal in einer ruhigen Minute, und finden Sie so Ihren Weg, Stress abzubauen.

Der Energieton für die »Milz«: HU
Zur Stärkung der »Milz« sprechen Sie diesen heiligen Laut lautlos aus, und hauchen Sie dabei das »U« möglichst lange. Atmen Sie sanft und ruhig ein, und sprechen Sie mit dem Ausatmen den Laut. Diese Atem-Ton-Technik können Sie auch in die Meridian-Gymnastik, die im Atemrhythmus ausgeführt wird, einfließen lassen.

Der Energieton für die »Leber«: SCHÜ (HSÜ)
Sie können diesen Laut als »SCH« oder »S« aussprechen. Wenn Sie die Zungenränder seitlich hochklappen und eine Art Röhre formen, erhalten Sie einen »SCH«-Laut. Liegt die Zunge normal im Mund, hört sich der Laut wie »S« an. Den »Ü«-Laut bilden Sie im Rachen. Atmen Sie sanft und ruhig ein, und sprechen Sie mit dem Ausatmen den Energieton lautlos. Diese Atem-Ton-Technik können Sie auch in die Meridian-Gymnastik, die im Atemrhythmus ausgeführt wird, einfließen lassen.

Entspannung

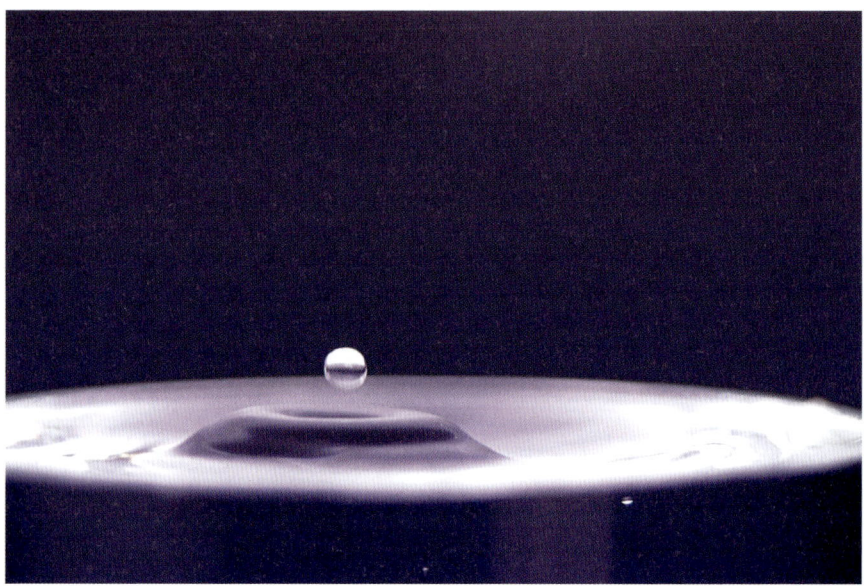

Entspannungsphasen ermöglichen es dem Körper, sich zu erholen und das innere Gleichgewicht, das durch die erhöhte Aktivität durcheinandergebracht wurde, wiederherzustellen. Die »Ruhe nach dem Sturm« nutzt der Körper für Reparaturen. Die Stresshormone blockieren in dieser Zeit nicht mehr die Abwehrkräfte, und wir sind auch nicht so anfällig für verschiedene Erkrankungen.[21] Besonders günstig wirkt ein Entspannungstraining bei Angsterkrankungen und Schlafstörungen, aber auch bei Bluthochdruck ist die regelmäßige, innere Lockerung ein gutes Mittel, das andere Therapieformen begleiten und unterstützen kann.

---

21 Vgl. Torben Müller: Therapiekompass Alternativmedizin. In: Stern. Gesund leben. Nr. 6/2007, S. 34.

Üben Sie regelmäßig, sich zu entspannen. Nehmen Sie sich täglich ein paar Minuten Zeit, und entlassen Sie die Gedanken des Alltags aus Ihrem Kopf. Auf den Jahresurlaub zu warten und dann die erhoffte und benötigte Entspannung zu finden, ist einfach zu wenig. Wenn Sie zu den Menschen gehören, die von sich behaupten, am Tage keine zwei Minuten Zeit übrig zu haben, möchte ich Ihnen Folgendes mit auf den Weg geben: Denken Sie an Ihre Gesundheit, und ändern Sie Ihr Zeitmanagement. Jeder Körper und jeder Geist braucht Ruhe. In Ihrem Innersten sind Sie sicherlich davon überzeugt, dass Sie keine Zeit haben, aber überdenken Sie einmal meinen Einwand. Bereits durch kleine Umstrukturierungen Ihres Alltags werden Sie die Zeit übrig haben, die Sie zur Entspannung nutzen können. Tun Sie etwas für sich, und nehmen Sie sich diese Zeit.

Die Energie im Körper zum Fließen bringen

Diese Meditation wird auch »Energiekreislauf« genannt. Sie hat eine weitreichende Wirkung, und es lohnt sich, diese Übung zu erlernen. Sie führen mental Energie über das Konzeptionsgefäß und das Lenkergefäß. Beide Meridiane bilden einen Kreislauf um den Körper. Sie können die Meditation im Sitzen oder im Liegen ausüben.

In zwei Lernschritten erfahren Sie, wie Sie den Energiekreislauf aktivieren. Zuerst fixieren Sie die jeweiligen Punkte auf den Meridianen mental. Mit etwas Übung können Sie dann die Energie in einem breiten Strom in einem Kreis fließen lassen. Fixieren Sie folgende Punkte:

- Konzeptionsgefäß (KG) 3, »Zhongji« – Dieser Punkt liegt etwa eine Handbreit unterhalb des Bauchnabels.
- Konzeptionsgefäß (KG) 1, »Huiyin« – Dies ist der unterste Punkt des Rumpfes. Er befindet sich zwischen den Geschlechtsteilen und dem After.
- Lenkergefäß (LG) 1, »Changqiang« – Der Punkt liegt zwischen Anus und Steißbeinspitze.

→ Lenkergefäß (LG) 4, »Mingmen« – Von der Beckenkante aus gesehen, gehen Sie zwei Lendenwirbel nach oben. Dort befindet sich dieser Punkt.
→ Lenkergefäß (LG) 14, »Dazhui« – Der Punkt liegt am vorstehenden Rückenwirbel, der den Übergang von der Brust- zur Halswirbelsäule bildet.
→ Blase (Bl) 9, »Yuzhen« – Diese Punkte werden auch Jadekissen genannt. Sie befinden sich links und rechts von der Kopfmitte auf den Hinterkopfhöckern.
→ Lenkergefäß (LG) 20, »Baihui« – Der höchste Punkt des Kopfes und das oberste Yang im Körper ist der »Baihui«. Er befindet sich am Scheitelpunkt des Kopfes, etwa dort, wo eine gedachte Linie zwischen den Spitzen der Ohren verläuft. Der Punkt ist leicht schmerzempfindlich.
→ »Yintang« – Dieser Punkt liegt außerhalb der Hauptleitbahnen und stellt das obere Energiezentrum dar. Er wird als Extrapunkt bezeichnet. Sie finden ihn zwischen den Ansätzen der Augenbrauen.
→ Konzeptionsgefäß (KG) 17, »Tanzhong« – Der Punkt kennzeichnet das mittlere Energiezentrum und befindet sich auf dem Brustbein auf der Höhe der Brustspitzen.

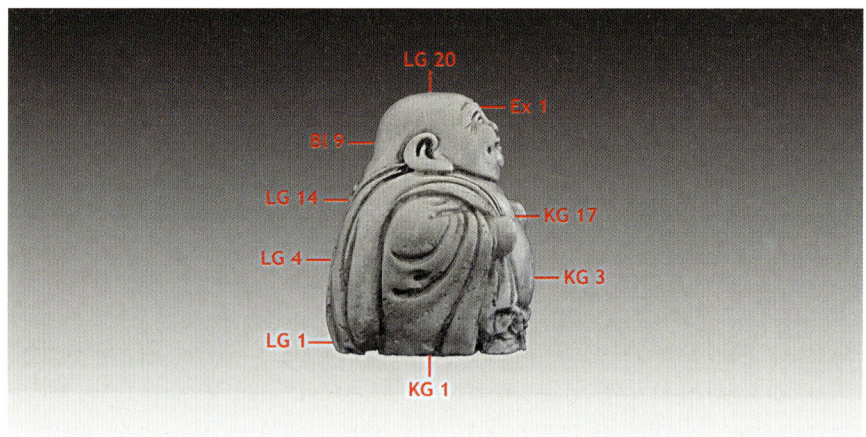

Konzentrieren Sie sich auf den Punkt »Zhongji«. Stellen Sie sich vor, dass der Punkt in einem angenehmen warmen Licht leuchtet. Lassen Sie das Licht mit Ihren Gedanken bis zum untersten Punkt des Rumpfes, dem »Huiyin«, wandern und dort erstrahlen. Auf diese Weise steuern Sie alle Punkte des Energiekreislaufs mehrfach an. Dies soll Ihnen Sicherheit über die Lage der Punkte geben. Beziehen Sie nun auch die Atmung ein. Richten Sie wieder Ihre gesamte Aufmerksamkeit auf den ersten Punkt »Zhongji«. Lassen Sie das Licht erscheinen. Nun atmen Sie sanft ein und leiten das Licht weiter zum Punkt »Huiyin«. Dort verweilen Sie mit Ihren Gedanken ein wenig, bevor Sie wieder bewusst einatmen und das Licht beim Ausatmen zum Punkt »Changqiang« schicken. Lassen Sie das Licht nun über den gesamten Energiekreislauf fließen.

Sie können auch in Ihren Gedanken das Licht durch den Energiekreislauf fließen lassen, ohne dabei an den Punkten zu verweilen. Versuchen Sie aber trotzdem, sich jeder einzelnen Station bewusst zu sein. Nicht jeder Mensch kann die Form der Lichtmeditation ausführen. Sie können sich auch auf die Punkte konzentrieren und in Ihren Gedanken in die Punkte einatmen. Stellen Sie sich die Weite vor, die der einströmende Atem erzeugt. Für die fließende Meditation stellen Sie sich einen breiten Energiefluss vor, der die Bahnen durchströmt. Zu Beginn des Entspannungstrainings können Sie sich die Lage der Punkte auch von einer anderen Person vorlesen lassen, so lernen Sie schnell, wo sich die Punkte befinden. Sie werden aber feststellen, dass Sie die Punkte schnell vor Ihrem inneren Auge finden werden.

Die weiche Methode des Atemanhaltens

Diese Übung praktiziere ich seit vielen Jahren in meinen Kursen und Workshops. Sie wirkt sehr intensiv und ist doch recht einfach zu erlernen. Nicht selten schlafen Teilnehmer in Abendkursen oder nach der Mittagspause dabei ein. Neben der Atmung und einer kleinen Bewegung arbeiten Sie mit der Kraft der Gedanken. Sie bedienen sich der lautlos gesprochenen Sätze und benutzen Worte, die der Organismus kennt. Er reagiert dann aufgrund der Lebenserfahrung entsprechend.

Führen Sie diese Übung im Liegen aus. Nachdem Sie zur Ruhe gekommen sind, beginnen Sie damit, Ihren Atemrhythmus zu verändern:

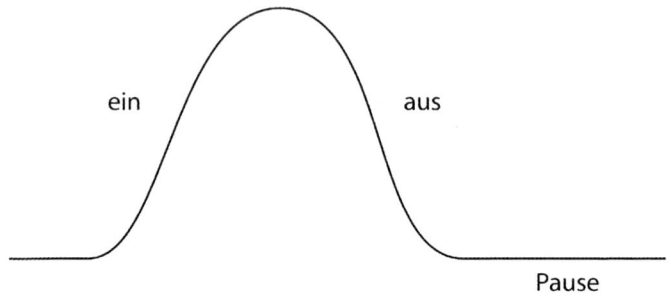

Das Ein- und Ausatmen erfolgt sanft, langsam und intensiv. Es ist wichtig, dass Sie sich während der Atempause wohlfühlen. Es geht also nicht darum, wer am längsten die Luft anhalten kann. Sie werden sehen, dass ein sofortiges Einatmen nach dem Ausatmen nicht nötig und auch nicht natürlich ist. Wiederholen Sie diese Art zu atmen einige Male.

Nun fügen Sie eine kleine Körperbewegung hinzu. Beim Einatmen berührt die Zunge den Gaumen, und beim Ausatmen kehrt sie wieder in die ursprüngliche Position zurück, in der Atempause bleibt sie unbewegt. Machen Sie einige Wiederholungen, damit Sie sich an die Bewegung gewöhnen.

Behalten Sie den Atemrhythmus und die Zungenbewegung bei, und heben Sie nun beim Einatmen die Bauchdecke an. Lassen Sie wieder alles locker, wenn Sie ausatmen, und bewegen Sie in der Atempause nicht den Bauch. Wiederholen Sie diesen Teil, bis Sie sich an die Bewegung gewöhnt haben.

Beginnen Sie nun mit einem lautlos gesprochenen Satz, den Sie im Rhythmus Ihres Atems sprechen. Atmen Sie ein, und sagen Sie dabei »Ich«. Atmen Sie aus, und sagen Sie »bin«. Während der Atempause sprechen Sie lautlos das Wort »ruhig«. Wiederholen Sie den Satz »Ich bin ruhig« etwa eine Minute lang.

Danach verlängern Sie ihn und sagen beim Einatmen »Ich«, beim Ausatmen »bin« und in der Atempause »ruhig und entspannt«. Üben Sie diese Worte wieder für einige Zeit, bevor Sie den Satz nochmals verlängern.

Sie atmen wieder ein und sagen »Ich«. Beim Ausatmen sagen Sie »bin«, und in der Atempause sagen Sie, noch immer lautlos, »ruhig, entspannt und fühle mich wohl«.

Lassen Sie sich nun zwei Minuten Zeit, damit die intensive Atmung und die Selbstsuggestion wirken können. Danach beenden Sie den Satz und sprechen dann nicht weiter. Die anderen Bestandteile der Übung, der Atemrhythmus, die Zungen- und die Bauchbewegung, führen Sie weiterhin aus. Stellen Sie dann zuerst die Zungenbewegung und anschließend die Bauchbewegung ein. Nach ein paar Momenten kehren Sie zu Ihrer normalen Atmung zurück. Den Abschluss der Übung bildet die Konzentration auf die Spitzen der Mittelfinger und anschließend die Mittelpunkte der Fußballen.

Wenn Sie sich noch nicht entspannen können, verzichten Sie ganz auf Ruheübungen. Lernen Sie langsam, loszulassen. Die Fähigkeit zur Entspannung können Sie durch die Bewegungsübungen des Qigong trainieren.

Selektive Entspannung

Die Entspannungsübungen, die Sie bisher kennengelernt haben, dienen der Lockerung des ganzen Körpers. Die »selektive Entspannung« führt nicht nur zur Entspannung von verkrampften Bereichen, Sie können diese Meditation besonders bei Schmerzen ausprobieren.

Schließen Sie die Augen, und fixieren Sie mit Ihren Gedanken den Bereich des Körpers, den Sie entspannen wollen. Nehmen Sie ihn ganz bewusst wahr, und lassen Sie keine störenden Gedanken zu. Atmen Sie nun bewusst ein. Beim Ausatmen sprechen Sie in Gedanken eines oder mehrere der folgenden Wörter: »entspannt«, »weich«, »schwer« oder »warm«. Wählen Sie sich Ihren Fokus selbst aus. Sie können natürlich auch andere Wörter wählen, die bei Ihnen Wohlgefühle auslösen. Sprechen Sie so lange in Ihren Körper, bis Sie eine Entspannung spüren.

Eine zweite Möglichkeit zur inneren Lockerung ist die Vorstellung, dass viele kleine, sanft schwebende Wolken in den verkrampften Bereich eindringen. Dort lockert die Bewegung der Wolken den Körper bis in die feinsten Strukturen. Versuchen Sie, sich diese sanfte innere Bewegung vorzustellen, und lassen Sie Ihre Anspannung los. Mit beiden Methoden werden Sie überraschende Erfolge erzielen.

Selbstmassage und Akupressur

Ein Prinzip der chinesischen Heilkunde lautet: »Vorbeugen ist besser und fällt leichter als heilen.« Mit den folgenden Massagen und Akupressurübungen können Sie Kopfschmerzen vermeiden und auch einer geistigen Ermüdung vorbeugen. Auch bei einem allgemeinen Druckgefühl im Kopf oder bei Benommenheit werden Ihnen diese Massagen eine Hilfe sein.

Zur Stimulation der Akupunkturpunkte haben Sie grundsätzlich zwei Möglichkeiten:
Üben Sie mit der Spitze des abgeknickten Zeigefingers Druck auf den Punkt aus, und halten Sie den Druck eine Minute lang. Konzentrieren Sie sich auf die Stelle, die Sie gerade drücken, bleiben Sie aber während der Akupressur locker und entspannt.
Die zweite Möglichkeit ist die Stimulation mit kreisenden Bewegungen. Wenn Sie den Punkt mit den Fingern fixiert haben, beginnen Sie zusätzlich zum Druck mit einer kreisenden Bewegung im Uhrzeigersinn. Führen Sie diese Bewegung 36-mal aus. Konzentrieren Sie sich auf die Akupressur, und spüren Sie nach, was geschieht.

Kopfmassagen zur Prävention

Augen- und Schläfenmassage

Bilden Sie mit Ihren Händen Fäuste, und lassen Sie die Daumen dabei locker ausgestreckt. Mit ihnen fixieren Sie die Handposition, indem Sie sie in einer Vertiefung an den Schläfen ansetzen. Durch die Position der Daumen wird auch der Akupunkturpunkt Ex 2 angesprochen. Die Beschreibung dieses Punkt finden Sie auf der S. 160. Reiben Sie nun unter Druck und immer von innen nach außen mit dem zweiten Gelenk des Zeigefingers über Ihre Augenbrauen. Setzen Sie die Zeigefinger erneut an, dieses Mal an der Nase unterhalb der Augen. Streichen Sie über den Rand der Augenhöhle nach außen. Diese Massage ist nicht immer ganz angenehm, weil einige empfindliche Punkte dabei stimuliert werden. Wiederholen Sie die Massage jeweils etwa zehnmal.

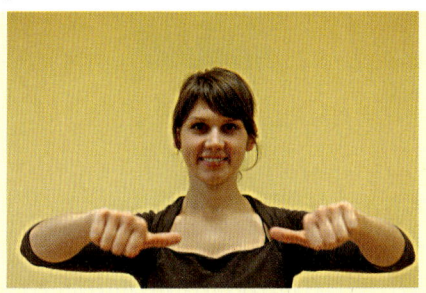
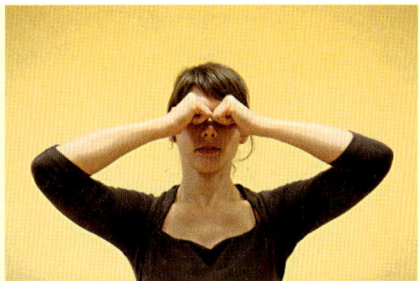
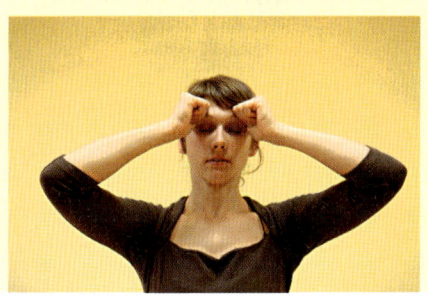
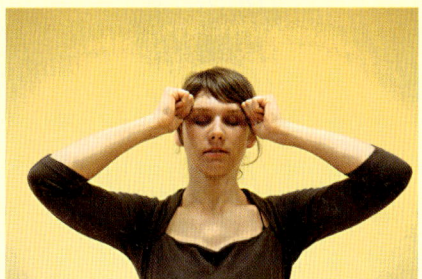

Leitfaden Chinesische Eigentherapie

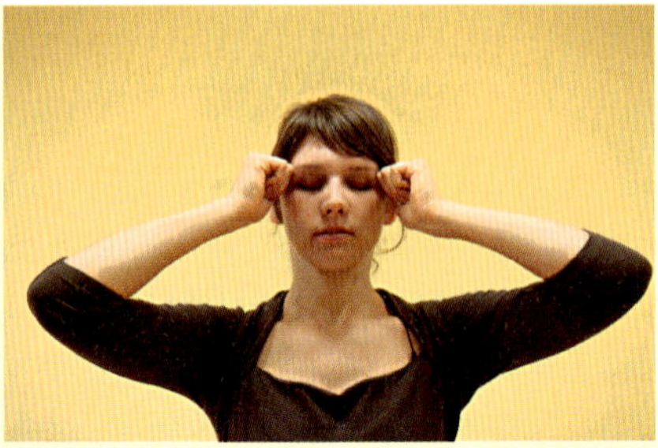

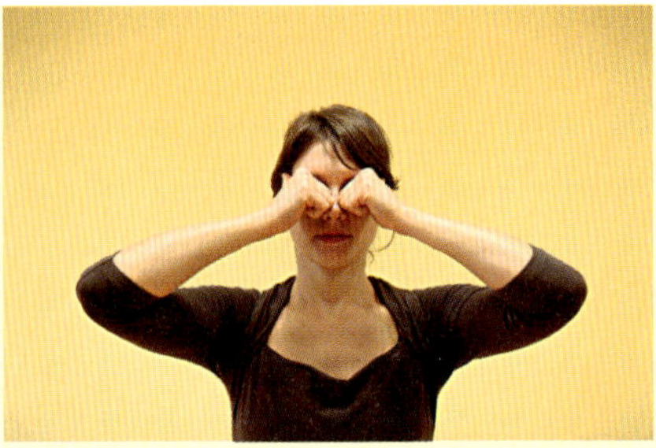

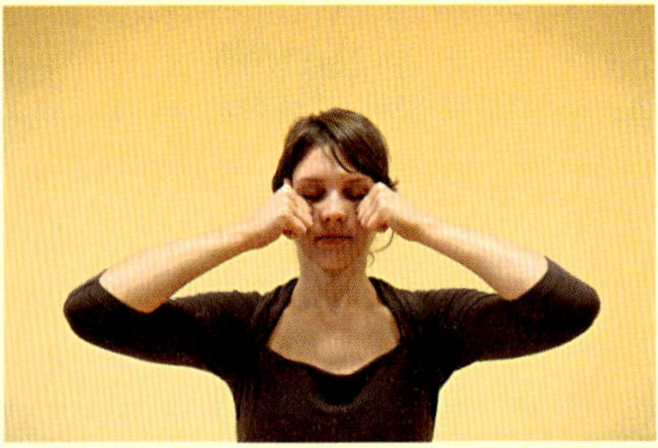

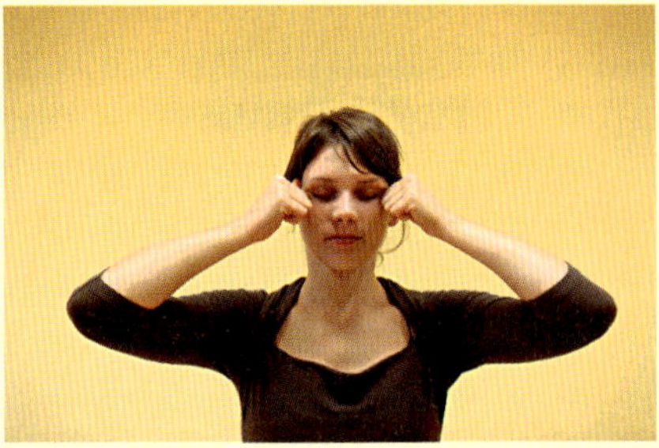

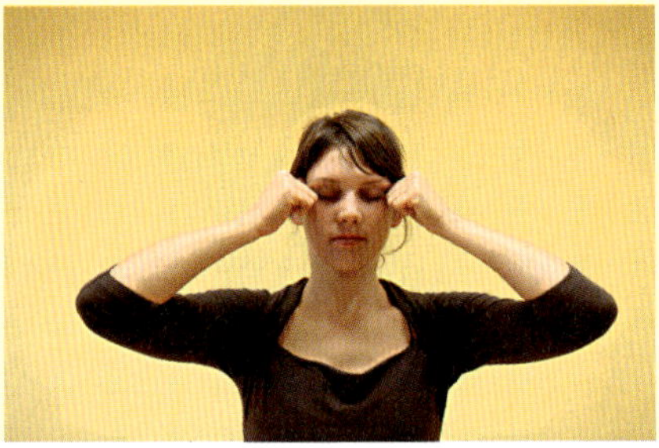

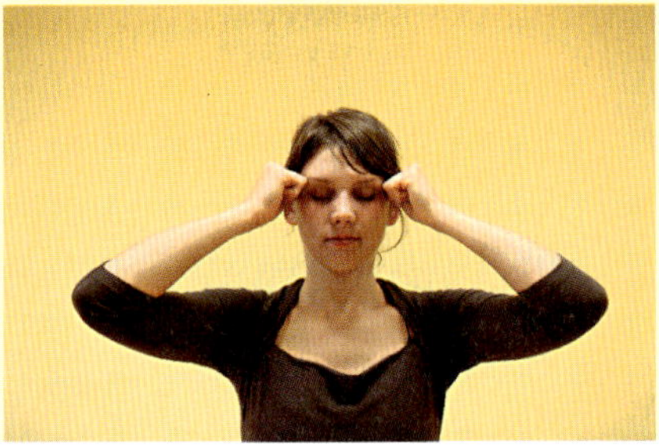

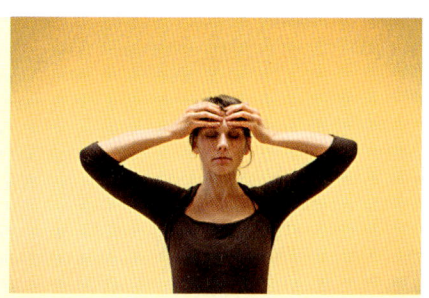

Stirnmassage

Spreizen Sie die Finger, und spannen Sie sie an. Ihre Finger werden so zu einem Rechen, mit dem Sie von der Stirnmitte aus den Schmerz nach außen »harken«. Schnell werden Sie feststellen, wie gut diese Massage tut. Wiederholen Sie die Massage jeweils etwa zehnmal.

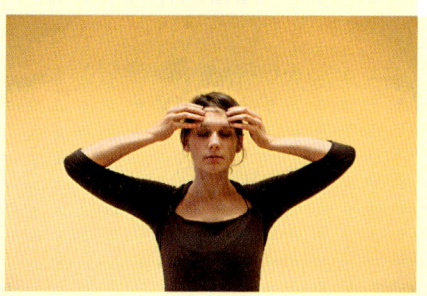
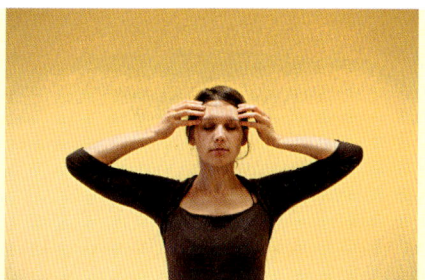
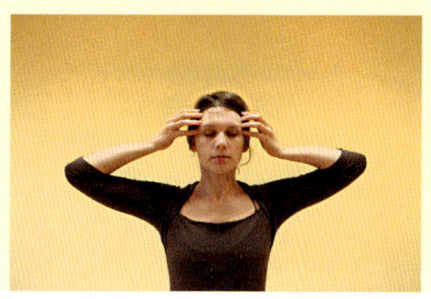
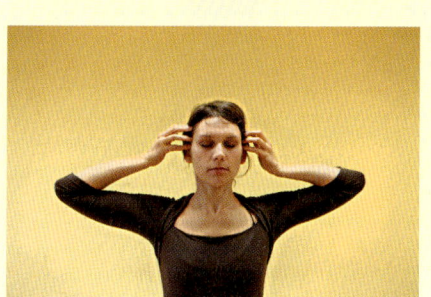

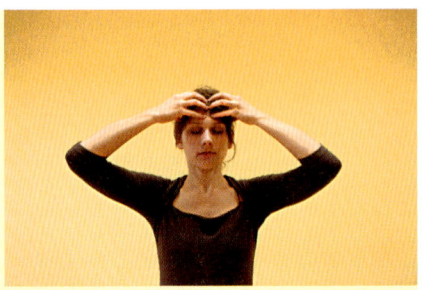

Scheitelmassage

Mit der gleichen Handhaltung wie bei der Stirnmassage streichen Sie vom Haaransatz über den Scheitel hinweg in Richtung Hinterkopf. Schütteln Sie nach jedem Streichen einmal die Hände kräftig aus. Wiederholen Sie die Massage jeweils etwa zehnmal.

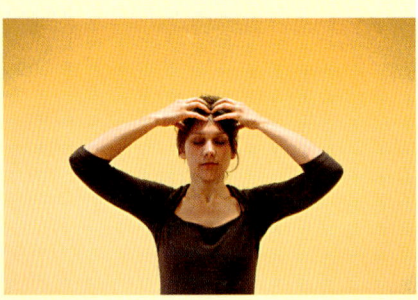
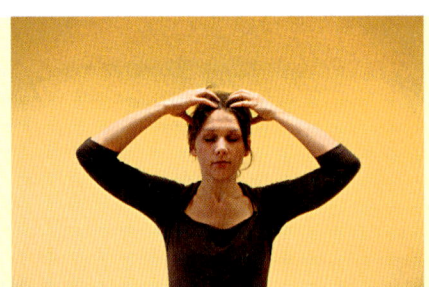
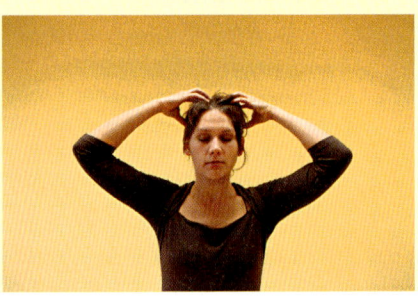
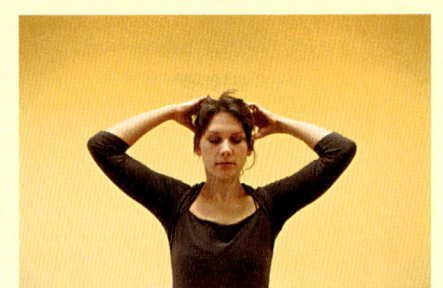

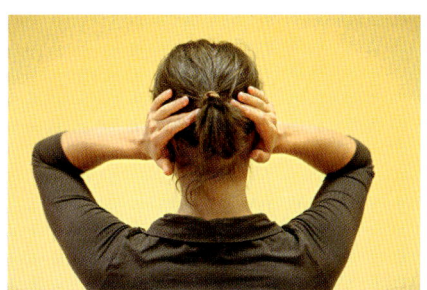

Hinterkopfmassage

Dies ist eigentlich keine Massage, sondern eine Klopftechnik. Die Chinesen nennen diese Übung »Klopfe das Jadekissen«. Das »Jadekissen« sind zwei Punkte, die sich links und rechts von der Kopfmitte auf den Hinterkopfhöckern befinden. Legen Sie die Handflächen mit Druck auf die Ohren. Die Mittelfinger befinden sich am oberen Rand der Hinterkopfhöcker. Legen Sie die Zeigefinger auf die Mittelfinger. Mit dem Druck Ihrer Hände verschließen Sie die Ohren vollständig. Schnippen Sie jetzt kräftig mit dem Zeigefinger auf den Kopf. Wenn Sie die Stelle richtig treffen, werden Sie einen Klang wahrnehmen, der wie ein Trommelschlag klingt. Wiederholen Sie die Massage jeweils etwa zehnmal.

Methoden, nach dem Ort des Auftretens gesehen

Bei jeder Art von Kopfschmerzen

Die folgenden Punkte können bei jeder der beschriebenen Kopfschmerzarten mitbehandelt werden.

→ Extrapunkt (Ex) 4, »Yiming«
   Wenn Sie Ihr Ohr von oben nach unten in drei horizontale Zonen einteilen, befindet sich dieser Extrapunkt in einer Vertiefung hinter dem Ohr, etwa am Ende des zweiten Drittels.
   Kopfschmerzen, Benommenheit, aber auch Schwindel, Tinnitus und Schlaflosigkeit können mit diesem Punkt behandelt werden.

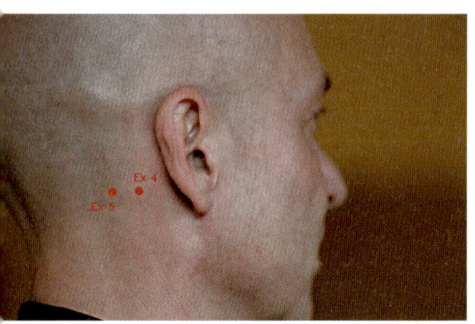

→ Extrapunkt (Ex) 5, »Anmian«
Der »Anmian« befindet sich etwa eine Fingerbreite hinter dem Ex 4.
Auch er dient der Behandlung von Kopfschmerzen, Benommenheit, Schwindel und Schlaflosigkeit.

Setzen Sie den Zeige- oder den Mittelfinger an den beschriebenen Punkten hinter dem Ohr an, und streichen Sie mit Druck über die beiden Punkte in Richtung Wirbelsäule.

Als Fernpunkt bei jeder Art der Kopfschmerzen rate ich Ihnen zur Stimulation des folgenden Akupunkturpunkts:

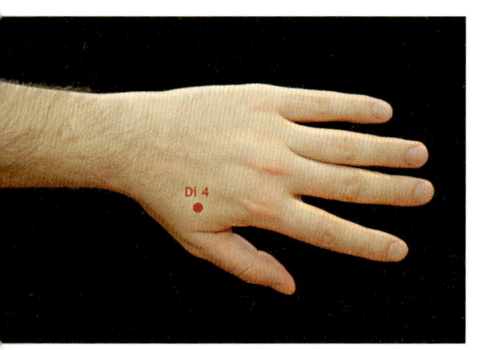

→ Dickdarm (Di) 4, »Hegu«
Dieser Punkt liegt zwischen dem ersten und zweiten Mittelhandknochen. Spreizen Sie Daumen und Zeigefinger, und setzen Sie den Daumen der anderen Hand an der Hautfalte des ersten Daumengelenks an. Dann rollen Sie den Daumen in Richtung Handgelenk ab und Sie treffen auf den druckempfindlichen »Hegu«.

Am »Hegu« können Sie das Ur-Qi erreichen können. Er wird bei Kopfschmerzen, Nackensteife, aber auch allen fiebrigen Erkältungskrankheiten massiert. Durch die Stimulation des Punktes vertreiben Sie inneren Wind.

Allgemeine Kopfschmerzen

Bei diesen Kopfschmerzen handelt es sich um Beschwerden, die lokal nicht genau zugeordnet werden können. Oft stehen sie mit einem Druck im Kopf, Schwindel oder einer Verspannung im Nacken in Verbindung. Zusätzlich zu dieser Punktbehandlung sollten Sie auch die Massagen zur Prävention vornehmen.

→ Lenkergefäß (LG) 16, »Fengfu«
Der Punkt befindet sich an der Stelle, an der die Wirbelsäule unter das Schädeldach eintritt. Er liegt etwa auf der Höhe der Hinterkopfhöcker.

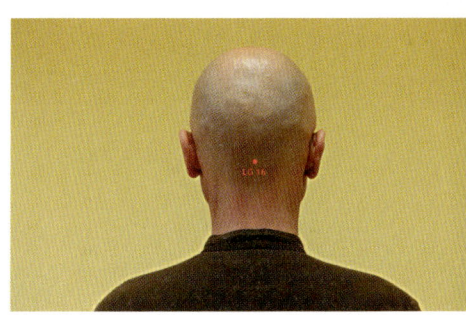

Eine Stimulation dieses Punktes wirkt bei Kopfschmerzen, Nackensteife, aber auch Schwindel und Erkältungskrankheiten. Allgemein hat der Punkt eine schmerzlindernde und krampflösende Wirkung.

Beginnen Sie langsam damit, den Druck zu erhöhen, und lassen Sie dann wieder los. Wiederholen Sie diesen Vorgang 36-mal oder eine Minute lang. Sie können ihn auch so lange massieren, wie es Ihnen guttut.

Stirnkopfschmerzen

→ Extrapunkt (Ex) 1, »Yintang«
Dieser Punkt liegt außerhalb der Hauptleitbahnen und stellt das obere Energiezentrum dar. Sie finden ihn zwischen den Ansätzen der Augenbrauen. Der Punkt wird auch als »Tor zum Bewusstsein« beschrieben.

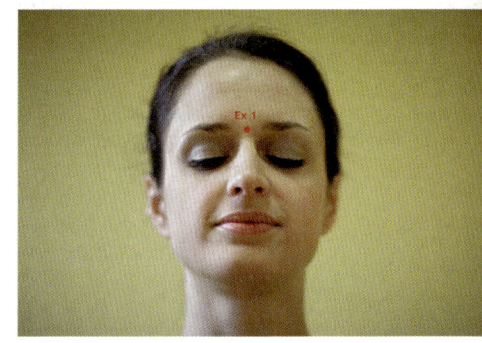

Bei Stirnkopfschmerz, allen Erkrankungen der Nase und Bluthochdruck ist eine Stimulation des Punktes empfehlenswert. Er hat grundsätzlich eine kühlende Wirkung bei Erkrankungen, die von innerer Hitze begleitet werden.

Legen Sie den Mittel- oder den Zeigefinger auf den Punkt, und führen Sie unter Druck 36-mal die kreisenden Bewegungen aus. Manchen Menschen ist diese Bewegung in diesem Bereich unangenehm. Sie können den Punkt auch mit einer kleinen Bewegung von oben nach unten ausstreichen. Dabei ist zu beachten, dass die Bewegung immer nur von oben nach unten erfolgt, niemals in die entgegengesetzte Richtung. Wem auch die Technik unangenehm ist, der kann den Punkt auch einfach nur eine Minute lang drücken.

Bei Kopfschmerz im Stirnbereich empfehle ich zusätzlich zur Massage dieses Punktes die präventive Augen- und Stirnmassage.

Schläfenkopfschmerzen

→ Extrapunkt (Ex) 2, »Taiyang«
Der »Taiyang« liegt auf der Höhe der Augen etwa ein Fingerbreit seitlich davon an der Schläfe. Sie finden ihn in einer deutlich spürbaren Vertiefung.

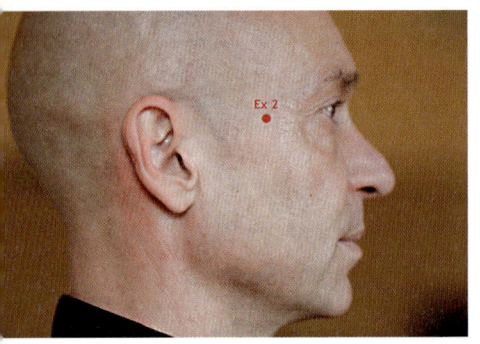

Kopfschmerzen, Migräne, Schwindel und Erkrankungen der Augen können mit diesem Punkt behandelt werden. Ganz allgemein hat der Punkt eine kühlende Wirkung bei Hitzezuständen im Körper.

→ Gallenblase (Gb) 8, »Erjian«
Diesen Punkt finden Sie etwa zwei Fingerbreit oberhalb der Spitze des Ohrs, über der Mitte des Ohrs.

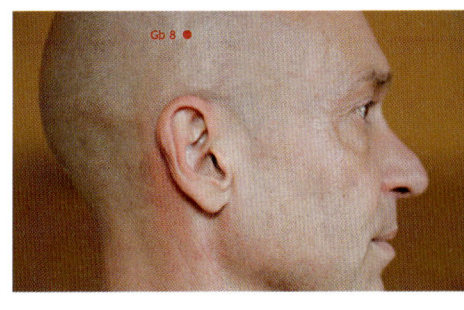

Schläfenkopfschmerz, halbseitiger Kopfschmerz, aber auch Erkrankungen des Auges werden mit einer Stimulation des Punktes behandelt.

Für beide Punkte gelten die gleichen Regeln wie beim Stirnkopfschmerz und der Akupressur des ersten Extrapunkts (siehe S. 149). Bei der Strichrichtung rate ich auch hier zu einer Bewegung von oben nach unten.

Scheitelkopfschmerzen

→ Extrapunkt (Ex) 6, »Si Shencong«
Dieser Extrapunkt besteht aus vier Punkten, die auch als die »vier Punkte der Geistesschärfe« bezeichnet werden. Sie liegen, vom höchsten Punkt des Kopfes (dem »Baihui«) aus gesehen, jeweils eine Fingerbreite links, recht, vor und hinter diesem Punkt.

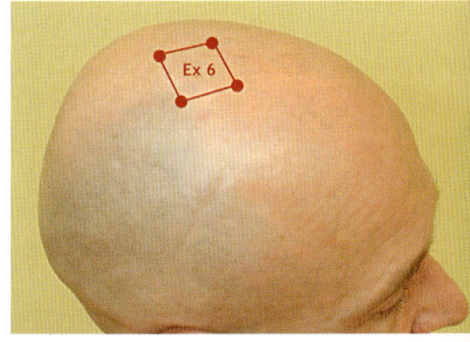

Kopfschmerzen, Benommenheit, Schlaflosigkeit und Gedächtnisstörungen sind die Therapieansätze dieses Extrapunkts. Außerdem wirkt eine Massage hier krampflösend, schmerzlindernd und entspannend.

Kreisen Sie, mit Druck, mit dem Zeige- oder dem Mittelfinger um den höchsten Punkt des Kopfes herum, etwa 36-mal oder eine Minute lang.

Zusätzlich sollten Sie auch die Scheitelmassage (siehe S. 156) anwenden.

Halbseitige Kopfschmerzen

→ Gallenblase (Gb) 6, »Xuanli«
Dieser Punkt liegt auf einer senkrechten Linie an der Vorderkante des Ohrs. Sie finden ihn etwa zwei Fingerbreit über der Höhe der Ohrspitze.
Stimulieren Sie diesen Punkt bei einseitigen Kopfschmerzen, Spannungsgefühlen in der Brust und Übelkeit.

→ Gallenblase (Gb) 7, »Qubin«
Wenn Sie Ihr Ohr in drei senkrechte Abschnitte unterteilen, befindet sich der Punkt am Übergang vom ersten zum zweiten Drittel, etwa eine Fingerbreite über der höchsten Stelle des Ohrs.
Stimulieren Sie diesen Punkt bei Halbseitenkopfschmerzen, Nackenverkrampfung, Sehstörungen oder auch bei Kieferschmerzen.

→ Gallenblase (Gb) 8, » Erjian«
Diesen Punkt finden Sie etwa zwei Fingerbreit oberhalb der Spitze des Ohrs, also über der Mitte des Ohrs.
Schläfenkopfschmerz, halbseitiger Kopfschmerz, aber auch Erkrankungen des Auges werden mit einer Stimulation des Punktes behandelt.

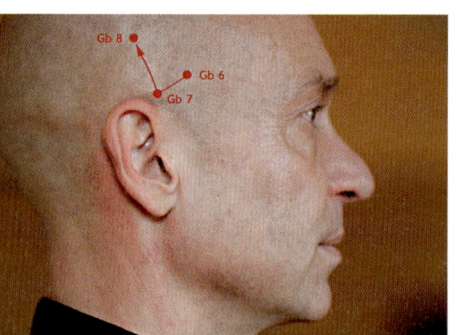

Sie massieren die drei Punkts des Gallenblasen-Meridians so, als würden Sie einen Haken auf den Kopf zeichnen: vom Gb 6 runter zum Gb 7 und dann wieder hoch zum Gb 8. Wiederholen Sie diese Bewegung 36-mal oder eine Minute lang.

Kopfschmerzen am Hinterkopf

Schmerzen am Hinterkopfschmerz werden häufig von einem verspannten Nacken verursacht. Die folgenden Punkte wirken auch gegen Nackenstarre. Behandeln Sie bei dieser Art der Kopfschmerzen die folgenden Punkte immer gleichzeitig auf der rechten und der linken Seite des Kopfes.

→ Gallenblase (Gb) 19, »Naokong«
Der Gb 19 befindet sich direkt auf den Hinterkopfhöckern.
Kopfschmerzen, Stresssymptomatik, Nackensteifheit und Tinnitus können mit diesem Punkt behandelt werden. Auch der »Naokong« kann Wind im Körper zerstreuen. Wind ist der schädigende Einfluss, der nach der Fünf-Elemente-Lehre das Holz und somit auch den Funktionskreis »Leber« beeinträchtigt.

Wichtig: Weil beide Punkte auch beim Klopfen des »Jadekissens« angeregt werden, eignet sich auch diese Übung aus dem Abschnitt der präventiven Massagen sehr gut beim schmerzenden Hinterkopf.

→ Gallenblase (Gb) 20, »Fengchi«
Dieser Punkt liegt etwas unterhalb von Gb 19, am Übergang vom Schädelknochen zum Nacken. Hier setzt die Nackenmuskulatur an.

Stimulieren Sie diesen Punkt bei Kopfschmerzen, halbseitiger Nackenverspannung, Sehstörungen und Schwerhörigkeit.
  Drücken Sie mit den Zeigefingern den Gb 19, und streichen Sie dann mit Druck nach unten. Gern können Sie bis in Ihren Nacken ausstreichen, weil Sie so noch die Durchblutung der Nackenmuskulatur anregen.

Die nun folgenden drei Punkte können Sie nicht nur bei Schmerzen am Hinterkopf, sondern auch bei Scheitelkopfschmerzen massieren.

→ Lenkergefäß (LG) 18, »Qiangjian«
Dieser Punkt liegt an der Unterkante des Schädeldachs.
Kopfschmerzen, innere Unruhe, Nackenverspannung und auch Schlaflosigkeit können mit diesem Punkt behandelt werden. Übergreifend wirkt er schmerzstillend und lindert die Auswirkung des Einflusses von Wind.

→ Lenkergefäß (LG) 19, »Houding«
Der »Houding« liegt vier Fingerbreit unterhalb des höchsten Punktes »Baihui«. Kopfschmerzen, eine verspannte Nackenmuskulatur, Schwindel und Sehstörungen können durch eine Stimulation dieses Punktes behandelt werden. Er besänftigt auch inneren Wind und reguliert das »Leber«-Qi.

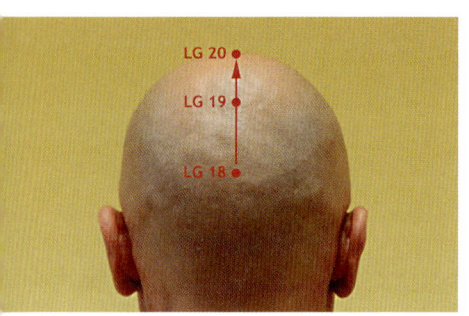

→ Lenkergefäß (LG) 20, »Baihui«
Der höchste Punkt des Kopfes und das oberste Yang im Körper ist der »Baihui«. Er befindet sich am Scheitelpunkt des Kopfes, etwa dort, wo eine gedachte Linie zwischen den Spitzen der Ohren verläuft. Der Punkt ist leicht schmerzempfindlich.
Stimulieren Sie diesen Punkt bei Kopfschmerzen, Tinnitus und Schwindel. Der »Baihui« ist ein wichtiger Punkt, der viele übergreifende Funktionen hat. Er kann das »Leber«-Yang senken und Wind im Körper günstig beeinflussen. Dazu wirkt er auf die Sinnesorgane vielfältig ein und kann das Qi anheben.

Auch diese drei Punkte können Sie ausstreichen. Beginnend mit dem LG 18 am Hinterkopf streichen Sie unter Druck nach oben. Hierbei ist es für den Erfolg nicht wichtig, genau am höchsten Punkt des Kopfes mit der Massage zu enden. Spüren Sie nach, wie sich die Massage anfühlt.

Behandlungsmethoden, unterschieden nach den Auslösern

Kopfschmerzen, ausgelöst durch Ärger und Zorn
→ Lenkergefäß (LG) 20, »Baihui« (Siehe S. 164)
→ Gallenblase (Gb) 20, »Fengchi« (Siehe S. 163)
→ Gallenblase (Gb) 8, »Erjian« (Siehe S. 162)

Als Fernpunkt bei jeder Art der Kopfschmerzen rate ich Ihnen zur Stimulation des folgenden Akupunkturpunkts:
→ Dickdarm (Di) 4, »Hegu« (Siehe S. 158)

Kopfschmerzen wegen Energiemangel
Mit der Stimulation der folgenden Punkte stärken Sie allgemein das »Blut« und das Qi. So beugen Sie einem Energiemangel vor.

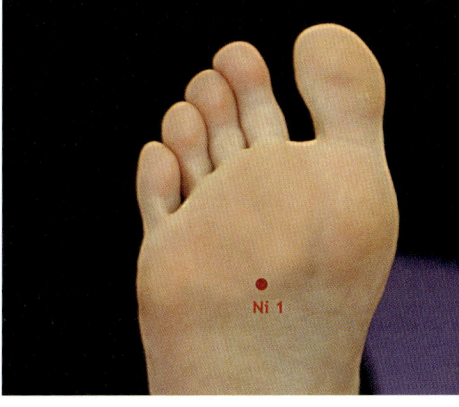

→ Lenkergefäß (LG) 20, »Baihui« (Siehe S. 164)
→ Niere (Ni) 1, »Yongquan«
Der »Yongquan« befindet sich am Mittelpunkt des Fußballens, im ersten Drittel des Fußes. Er wird auch als »die sprudelnde Quelle« bezeichnet. Er befreit die Sinnesor-

gane, hat eine entspannende Wirkung auf den Organismus und stärkt das Qi. Außerdem wird er bei der Behandlung von Scheitelkopfschmerz und Sehstörungen stimuliert.

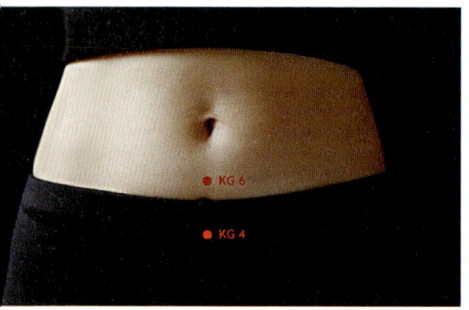

→ Dickdarm (Di) 4, »Hegu« (Siehe S. 158)
→ Konzeptionsgefäß (KG) 6, »Qihai«
Dieser Punkt liegt zwei Fingerbreit unterhalb des Bauchnabels. Eine Stimulation des Punktes vermehrt das »Blut«, was bei einer allgemeinen Schwäche und Erschöpfung wichtig ist.
→ Konzeptionsgefäß (KG) 4, »Guanyuan«
Der Punkt liegt vier Fingerbreit unterhalb des Bauchnabels. Er wirkt regulierend auf das Qi. Außerdem kontrolliert und senkt er das Yang. Er wird bei der Behandlung von unterschiedlichen Unterleibsbeschwerden eingesetzt, hilft aber auch bei Schlaflosigkeit und allgemeiner schwacher Konstitution.

Sie können diese Punkte auch durch eine streichende Bewegung von unten nach oben stimulieren.

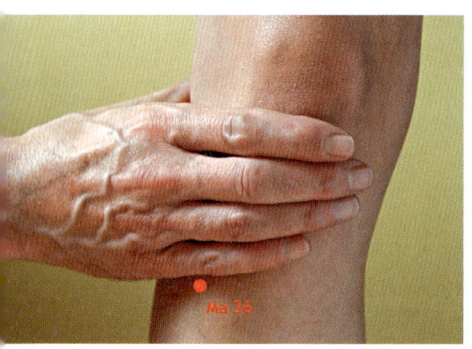

→ Magen (Ma) 36, »Zusanli«
Dieser Punkt liegt vier Fingerbreit unter der Unterkante der Kniescheibe und etwa eine Daumenbreite an der Außenseite des Schienbeins.
Wichtig für Schwangere: Dieser Punkt darf nur bis zum siebten Monat angeregt werden!

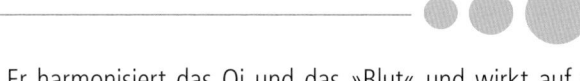

Er harmonisiert das Qi und das »Blut« und wirkt auf den gesamten Organismus stärkend. Zudem hat der Punkt eine besondere Wirkung auf die Atmung, die Herzfunktion, die Blutgefäße, die Fortpflanzungsorgane und die Harnwege. Auch bei Ischiasschmerzen oder Kopfschmerzen können Sie ihn stimulieren.

Ernährung

Die TCM ist sich sicher: »Ernährung ist Medizin.« Aus diesem Grund wird jede Behandlung von einer Ernährungsumstellung, die dem vorliegenden, gesundheitlichen Problem angepasst ist, begleitet. Losgelöst vom Genussprinzip sind die Nahrungsmittel vor allem Energieträger, deren Eigenschaften beim Wachstum geprägt wurden. Kontrolliert und richtig dosiert, besitzen Lebensmittel nicht nur eine gesund erhaltende Wirkung, sie können auch Heilungsprozesse unterstützen. Mit einer »Diät« (griech. »díaita« bedeutet »der richtigen Ernährung entsprechend« oder auch »mäßig«) lässt sich ein inneres Ungleichgewicht wieder in die Balance bringen.

Wie schon beschrieben, ist innerer Wind bei Kopfschmerzen ein wichtiger Einfluss. Wind wird nach der Fünf-Elemente-Lehre dem Holz und dem Funktionskreis »Leber« zugeordnet. Auch eine Disharmonie in der »Milz« fördert die Entstehung von Kopfschmerzen. Das Anliegen der »Kopfschmerz-Diät« ist es, die Energie in diesen Meridianen zu stabilisieren.

»Milz«

Nahrungsmittel, die dem Element Erde zugeordnet werden, haben einen neutralen Energiecharakter. Auch der süße Geschmack steht in Verbindung mit diesem Element. Die folgenden Nahrungsmittel wirken stabilisierende auf die »Milz«.

Fleisch, Geflügel, Fisch:
Ente (kräftigt den Magen)
Hammelfleisch (kräftigt und wärmt den Magen)
Rindfleisch (stärkt die »Milz« und den Magen)

Wachteln (stärken alle Funktionskreise)
Fetter Fisch wie Aal, Hering, Sardine, Thunfisch und Forelle (stärkt alle fünf Funktionskreise)

Gemüse, Getreide, Kräuter:
Dill (günstig für die »Milz«, lindert Bauchschmerzen)
Erbsen (bringen die Energie von Magen und »Milz« ins Gleichgewicht)
Gewürznelken (führen dem Magen Wärme zu)
Karotten (kräftigen die »Milz«)
Sellerie und Petersilie (unterstützen zusätzlich die Funktion von »Milz« und Magen)
Kartoffeln (kräftigen die »Milz« und lindern Sodbrennen)
Kastanien (kräftigen den Magen und stärken die »Milz«)
Knoblauch (erwärmt, in Maßen genossen, »Milz« und den Magen)
Mais (stärkt den Magen)
Mangold (stabilisiert die Energie der »Milz«)
Reis (stärkt die Milzfunktion)
Tomaten (kräftigen den Magen)
Weiße Rüben (helfen bei Magenübersäuerung)

Obst:
Feigen (kräftigen den Magen und reinigen die Eingeweide)

Verschiedenes:
Honig (stabilisiert das Gleichgewicht zwischen Nahrungsenergie und Abwehrenergie)

»Leber«

Nahrungsmittel, die die »Leber« stärken, haben häufig einen sauren Geschmack und einen lauwarmen Energiecharakter. Sie sollten bei einem ausgeglichenen Energiehaushalt allerdings nur in Maßen verzehrt werden, sonst schwächen sie diesen Funktionskreis.

Fleisch, Geflügel, Fisch:
Kaninchenfleisch (stärkt die »Leber« und den Dickdarm)
Schweine-, Geflügelleber (sollten Sie wegen der darin enthaltenen Giftstoffe nur selten essen)
Krabben, Heringe, Sardinen und in Essig eingelegter Fisch

Gemüse, Getreide, Kräuter:
Schnittlauch, Schalotten, Spargel, Kümmel und Basilikum
Gewürznelken (stärkt allgemein das Yang)
Gurken (neutralisiert Giftstoffe und verhindert Wasseransammlungen)

Obst:
Datteln, Pfirsiche, Erdnüsse, Haselnüsse, Kastanien und Trauben

Verschiedenes:
Senf und Sternanis
Eier, Milchprodukte: Diese sollten weitestgehend vermieden werden!

Für beide »Kopfschmerz-Diäten« eignen sich alle weitgehend neutralen Speisen wie Reis, Kartoffeln, Nudeln, Hirse und Couscous als Beilagen.

Für Frauen: Wenn Sie häufig unter Kopfschmerzen kurz vor, während oder nach der Menstruation leiden und Sie vielleicht auch Regelbeschwerden haben, sollten Sie die folgenden Ernährungstipps für den Zeitraum von drei Tage vor bis drei Tage nach der Regelblutung berücksichtigen:

1. Essen Sie keine sauren Nahrungsmittel.
2. Vermeiden Sie zu scharfe Speisen.
3. Trinken Sie keine kalten Getränke.
4. Essen Sie möglichst warme Mahlzeiten.

Erste Hilfe bei Migräne

Gerade für Migränepatienten können die Gedanken eine große Hilfe sein. Das gelingt vielleicht nicht beim ersten Versuch, aber mit etwas Übung können diese Meditationen schnell und zuverlässig wirken. Bei einer Migräneattacke erweitern sich die Schläfenarterien. Welche Gedanken können ein Zusammenziehen ermöglichen? Vielleicht ist Ihnen auch spontan eine saftige Zitrone eingefallen?

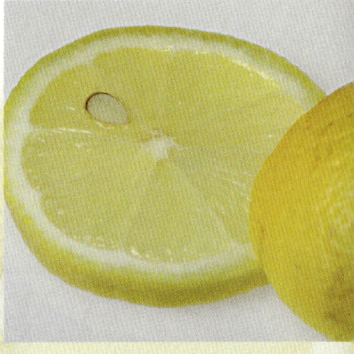

Wenn Sie wollen, schließen Sie Ihre Augen, und lassen Sie vor Ihrem inneren Auge das Bild einer saftigen Zitrone entstehen. Weisen Sie alle störenden Gedanken ab, und konzentrieren Sie sich ganz auf den Anblick dieser reifen, goldgelben Zitrone. Greifen Sie nun in Ihrer Vorstellung zu einem Messer, und zerteilen Sie die Zitrone. Sehen Sie, wie der Saft herausfließt. Nehmen Sie nun eine Hälfte der Zitrone, und beißen Sie herzhaft in sie hinein. Stellen Sie sich vor, wie sich der Geschmack in Ihrem Mund ausbreitet.

Wenn es Ihnen gelungen ist, sich intensiv zu konzentrieren, d. h. Sie haben meditiert, ist Ihnen sicherlich »das Wasser im Mund zusammengelaufen«. Ihre Mentalkraft hat eine Reaktion des Körpers hervorgerufen – eine gesteigerte Produktion von Speichel.

Konzentrative Visionen werden im Körper Realität.

Eine weitere Möglichkeit zur Verengung der Arterien ist die Konzentration auf einen der unangenehmsten Töne der Welt. Was brauchen Sie dazu? Eine Schiefertafel und fünf Finger mit langen Fingernägeln. Wissen Sie, worauf ich hinaus will – das Geräusch von kratzenden Fingernägeln auf einer Tafel?

Stellen Sie sich dieses Geräusch intensiv vor. Erinnern Sie sich an Ihre Schulzeit. Wie war es, wenn die trockene Kreide in einem ungünstigen Winkel geführt wurde und die ganze Schulklasse zusammenzuckte. Aber das Geräusch von Fingernägeln, die auf einer Tafel entlangkratzen, ist noch schlimmer. Sie haben keine Möglichkeit, sich diesem Geräusch zu entziehen. Es dringt Ihnen durch Mark und Bein.

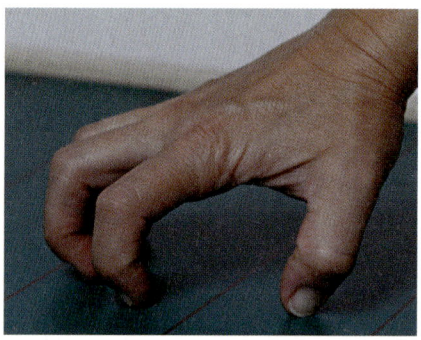

Ein weiteres Bild hilft Ihnen dabei, Ihre Arterien zu verengen. Dieser Gedanke lässt Sie im wahrsten Sinne des Wortes innerlich einfrieren.

Schließen Sie dazu wieder die Augen. Stellen Sie sich einen kalten Wintertag vor. Sie stehen an einem kleinen See. Tauchen Sie jetzt in Gedanken mit einem Sprung in diesen See ein. Fühlen Sie das eiskalte Wasser auf Ihrer Haut? Es ist so kalt, dass Ihre Haut schmerzt.

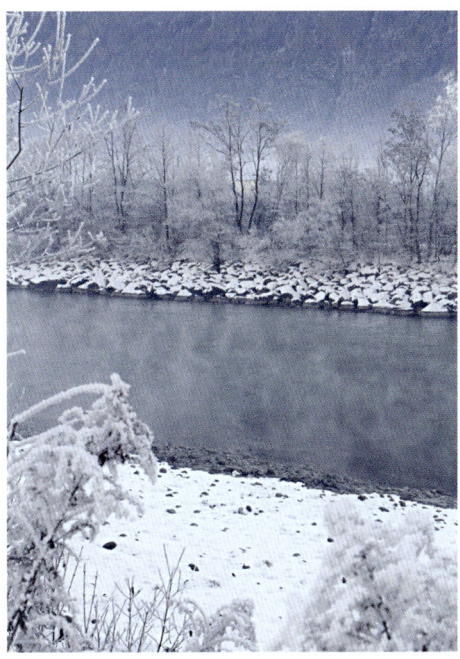

Es konnte über das Biofeedback-Verfahren nachgewiesen werden, dass sich bei diesen Meditationen tatsächlich die Schläfenarterien verengen.[22] Wenn Sie unter Migräne leiden, investieren Sie etwas Zeit in diese Übungen. Dann steht Ihnen im Fall einer Attacke oder bereits im Vorfeld Ihr natürliches Erste-Hilfe-Mittel – Ihre Gedankenkraft – zur Verfügung.

---

22 Vgl. Eva-Marie Schnurr: Heilkraft der Gedanken, S. 79.

Ihre 2-Wochen-Eigentherapiepläne

Bis zu dieser Stelle war es meine Aufgabe, Ihnen zu zeigen, welche Übungen und Tipps Ihnen bei Migräne oder Kopfschmerzen helfen können. Doch was nützen Ihnen dieses Kenntnisse und Fähigkeiten, wenn Sie sie nicht nutzen? Zum Abschluss einer meiner Qigong-Ausbildungen sagte die Leiterin: »Ich habe dir alles gezeigt, und du besitzt mit diesem Wissen ein Schatzkästchen. Ob und wann du es öffnest, liegt an dir.« Nun liegt es an Ihnen, die Methoden und Hilfsmittel in Ihr Leben zu integrieren und Ihr privates Schatzkästchen zu öffnen.

Was auf den ersten Blick als zusätzliche Belastung erscheinen mag, als Mehrarbeit für Sie in einem ohnehin überfrachteten Alltag, zeigt sich in der Umsetzung als realitätsnah. Meine Idee war es, Ihnen alltagstaugliche Hilfen anzubieten. Sie werden sehr schnell feststellen, dass alle Übungen und Anwendungen sehr leicht zu erlernen sind und nur einen geringen Anteil Ihrer Tageszeit beanspruchen. Die Ernährung gehört ohnehin zum Alltag und stellt daher keine große Herausforderung dar. Sie müssen nur eine Anpassung der Nahrungsmittel vornehmen und so die Energie in die »richtigen« Wege leiten.

Wichtig für den Erfolg der Selbstbehandlung ist es, dass Sie Ihre Methode finden. Sie können dies nur durch Ausprobieren verwirklichen. Leider birgt jeder Versuch auch die Möglichkeit eines Misserfolgs. Damit der erste Rückschlag Sie nicht schon zur Aufgabe verleitet, habe ich Ihnen Eigentherapiepläne zusammengestellt. Sie können darin nachlesen, wie oft Sie die verschiedenen Methoden ausprobiert haben. Fragen Sie sich zur Kontrolle: Habe ich den Plan wirklich konsequent gelebt, oder gibt es noch zu viele »Fehlzeiten«, die den Erfolg vielleicht verhindern?

Erste Woche

Qigong:
a) »Den Atem fließen lassen« (siehe S. 135ff)
b) »Das innere Qi beruhigen« (siehe S. 138ff)
c) Meridiangymnastik »Milz« (siehe S. 140)
d) Meridiangymnastik »Leber« (siehe S. 141)
e) Organlächeln für die Milz (siehe S. 143)
f) Organlächeln für die Leber (siehe S. 143)

Ihre Wahl tragen Sie bitte in die beiden Kästchen ein:

Wann haben Sie trainiert?

Montag	Dienstag	Mittwoch	Donnerstag	Freitag	Samstag	Sonntag

Entspannung:
a) »Die Energie im Körper zum Fließen bringen« (siehe S. 147ff)
b) »Die weiche Methode des Atemanhaltens« (siehe S. 149ff)
c) Selektive Entspannung (siehe S. 151f)

Ihre Wahl tragen Sie bitte in die beiden Kästchen ein:

Zur Selbstkontrolle notieren Sie, an welchen Tagen Sie aktiv waren:

Montag	Dienstag	Mittwoch	Donnerstag	Freitag	Samstag	Sonntag

Bei Migräne
Erste Hilfe bei Migräne – z. B. »Zitronen-Meditation« (siehe S. 1171f)

Zur Selbstkontrolle notieren Sie, an welchen Tagen Sie aktiv waren:

Montag	Dienstag	Mittwoch	Donnerstag	Freitag	Samstag	Sonntag

Akupressur/Massage:
Bei jeder Form der Kopfschmerzen
a) Sämtliche Präventiv-Massagen (siehe S. 153–157)
b) Ex 4 (siehe S. 157)
c) Ex 5 (siehe S. 158)
d) Di 4 (siehe S. 158)

Ihre Wahl tragen Sie bitte in die beiden Kästchen ein:

Zur Selbstkontrolle notieren Sie, an welchen Tagen Sie aktiv waren:

Montag	Dienstag	Mittwoch	Donnerstag	Freitag	Samstag	Sonntag

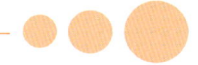

Allgemeine Kopfschmerzen
a) Sämtliche Präventiv-Massagen (siehe S. 153–157)
b) LG 16 (siehe S. 159)
c) Ex 1 (siehe S. 159)

Ihre Wahl tragen Sie bitte in die beiden Kästchen ein:

Zur Selbstkontrolle notieren Sie, an welchen Tagen Sie aktiv waren:

Montag	Dienstag	Mittwoch	Donnerstag	Freitag	Samstag	Sonntag

Stirnkopfschmerzen
a) Präventive Augen- und Stirn-Massage (siehe S. 153ff)
b) Ex 1 (siehe S. 159)

Ihre Wahl tragen Sie bitte in die beiden Kästchen ein:

Zur Selbstkontrolle notieren Sie, an welchen Tagen Sie aktiv waren:

Montag	Dienstag	Mittwoch	Donnerstag	Freitag	Samstag	Sonntag

Schläfenkopfschmerzen

a) Präventive Augen- und Stirn-Massage (siehe S. 153ff)
b) Ex 2 (siehe S. 160)
c) Gb 8 (siehe S. 161)

Ihre Wahl tragen Sie bitte in die beiden Kästchen ein:

Zur Selbstkontrolle notieren Sie, an welchen Tagen Sie aktiv waren:

Montag	Dienstag	Mittwoch	Donnerstag	Freitag	Samstag	Sonntag

Scheitelkopfschmerzen

a) Präventive Scheitel-, aber auch Hinterkopf-Massage (siehe S. 156f)
b) Ex 6 (siehe S. 161)

Ihre Wahl tragen Sie bitte in die beiden Kästchen ein:

Zur Selbstkontrolle notieren Sie, an welchen Tagen Sie aktiv waren:

Montag	Dienstag	Mittwoch	Donnerstag	Freitag	Samstag	Sonntag

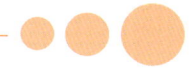

Halbseitenkopfschmerzen

a) Präventive Augen- und Stirn-Massage (siehe S. 153ff)
b) Gb 6 (siehe S. 162)
c) Gb 7 (siehe S. 162)
d) Gb 8 (siehe S. 162)

Ihre Wahl tragen Sie bitte in die beiden Kästchen ein:

Zur Selbstkontrolle notieren Sie, an welchen Tagen Sie aktiv waren:

Montag	Dienstag	Mittwoch	Donnerstag	Freitag	Samstag	Sonntag

Hinterkopfschmerzen

a) Präventive Augen- und Stirn-Massage (siehe S. 153ff)
b) Gb 19 (siehe S. 163)
c) Gb 20 (siehe S. 163)
d) LG 18 (siehe S. 164)
e) LG 19 (siehe S. 164)
f) LG 20 (siehe S. 164)

Ihre Wahl tragen Sie bitte in die beiden Kästchen ein:

Zur Selbstkontrolle notieren Sie, an welchen Tagen Sie aktiv waren:

Montag	Dienstag	Mittwoch	Donnerstag	Freitag	Samstag	Sonntag

Kopfschmerzen aufgrund von Ärger und Zorn

a) Sämtliche Präventiv-Massagen (ab S. 153–157)
b) LG 20 (siehe S. 164)
c) Gb 20 (siehe S. 163)
d) Gb 8 (siehe S. 162)
e) Di 4 (siehe S. 158)

Ihre Wahl tragen Sie bitte in die beiden Kästchen ein:

Zur Selbstkontrolle notieren Sie, an welchen Tagen Sie aktiv waren:

Montag	Dienstag	Mittwoch	Donnerstag	Freitag	Samstag	Sonntag

Kopfschmerzen wegen Energiemangel

a) Sämtliche Präventiv-Massagen (ab S. 153–157)
b) LG 20 (siehe S. 164)
c) Ni 1 (siehe S. 165)
d) Di 4 (siehe S. 158)
e) KG 6 (siehe S. 166)
f) KG 4 (siehe S. 166)
g) Ma 36 (siehe S. 166)

Ihre Wahl tragen Sie bitte in die beiden Kästchen ein:

Zur Selbstkontrolle notieren Sie, an welchen Tagen Sie aktiv waren:

Montag	Dienstag	Mittwoch	Donnerstag	Freitag	Samstag	Sonntag

Sonstiges:
a) Energieton für die »Milz«: HU (siehe S. 145)
b) Energieton für die »Leber«: SCHÜ (HSÜ) (siehe S. 145)

Ihre Wahl tragen Sie bitte in die beiden Kästchen ein:

Zur Selbstkontrolle notieren Sie, an welchen Tagen Sie aktiv waren:

Montag	Dienstag	Mittwoch	Donnerstag	Freitag	Samstag	Sonntag

Zweite Woche

Qigong:
a) »Den Atem fließen lassen« (siehe S. 135ff)
b) »Das innere Qi beruhigen« (siehe S. 138ff)
c) Meridiangymnastik »Milz« (siehe S. 140)
d) Meridiangymnastik »Leber« (siehe S. 141)
e) Organlächeln für die Milz (siehe S. 143)
f) Organlächeln für die Leber (siehe S. 143)

Ihre Wahl tragen Sie bitte in die beiden Kästchen ein:

Wann haben Sie trainiert?

Montag	Dienstag	Mittwoch	Donnerstag	Freitag	Samstag	Sonntag

Entspannung:
a) »Die Energie im Körper zum Fließen bringen« (siehe S. 147ff)
b) »Die weiche Methode des Atemanhaltens« (siehe S. 149ff)
c) Selektive Entspannung (siehe S. 151f)

Ihre Wahl tragen Sie bitte in die beiden Kästchen ein:

Zur Selbstkontrolle notieren Sie, an welchen Tagen Sie aktiv waren:

Montag	Dienstag	Mittwoch	Donnerstag	Freitag	Samstag	Sonntag

Bei Migräne
Erste Hilfe bei Migräne – z. B. »Zitronen-Meditation« (siehe S. 1171f)

Zur Selbstkontrolle notieren Sie, an welchen Tagen Sie aktiv waren:

Montag	Dienstag	Mittwoch	Donnerstag	Freitag	Samstag	Sonntag

Akupressur/Massage:
Bei jeder Form der Kopfschmerzen
a) Sämtliche Präventiv-Massagen (siehe S. 153–157)
b) Ex 4 (siehe S. 157)
c) Ex 5 (siehe S. 158)
d) Di 4 (siehe S. 158)

Ihre Wahl tragen Sie bitte in die beiden Kästchen ein:

Zur Selbstkontrolle notieren Sie, an welchen Tagen Sie aktiv waren:

Montag	Dienstag	Mittwoch	Donnerstag	Freitag	Samstag	Sonntag

Allgemeine Kopfschmerzen

a) Sämtliche Präventiv-Massagen (siehe S. 153–157)
b) LG 16 (siehe S. 159)
c) Ex 1 (siehe S. 159)

Ihre Wahl tragen Sie bitte in die beiden Kästchen ein:

Zur Selbstkontrolle notieren Sie, an welchen Tagen Sie aktiv waren:

Montag	Dienstag	Mittwoch	Donnerstag	Freitag	Samstag	Sonntag

Stirnkopfschmerzen

a) Präventive Augen- und Stirn-Massage (siehe S. 153ff)
b) Ex 1 (siehe S. 159)

Ihre Wahl tragen Sie bitte in die beiden Kästchen ein:

Zur Selbstkontrolle notieren Sie, an welchen Tagen Sie aktiv waren:

Montag	Dienstag	Mittwoch	Donnerstag	Freitag	Samstag	Sonntag

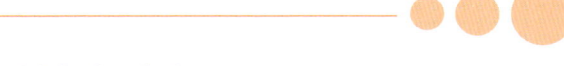

Schläfenkopfschmerzen

a) Präventive Augen- und Stirn-Massage (siehe S. 153ff)
b) Ex 2 (siehe S. 160)
c) Gb 8 (siehe S. 161)

Ihre Wahl tragen Sie bitte in die beiden Kästchen ein:

Zur Selbstkontrolle notieren Sie, an welchen Tagen Sie aktiv waren:

Montag	Dienstag	Mittwoch	Donnerstag	Freitag	Samstag	Sonntag

Scheitelkopfschmerzen

a) Präventive Scheitel-, aber auch Hinterkopf-Massage (siehe S. 156f)
b) Ex 6 (siehe S. 161)

Ihre Wahl tragen Sie bitte in die beiden Kästchen ein:

Zur Selbstkontrolle notieren Sie, an welchen Tagen Sie aktiv waren:

Montag	Dienstag	Mittwoch	Donnerstag	Freitag	Samstag	Sonntag

Halbseitenkopfschmerzen
a) Präventive Augen- und Stirn-Massage (siehe S. 153ff)
b) Gb 6 (siehe S. 162)
c) Gb 7 (siehe S. 162)
d) Gb 8 (siehe S. 162)

Ihre Wahl tragen Sie bitte in die beiden Kästchen ein:

Zur Selbstkontrolle notieren Sie, an welchen Tagen Sie aktiv waren:

Montag	Dienstag	Mittwoch	Donnerstag	Freitag	Samstag	Sonntag

Hinterkopfschmerzen
a) Präventive Augen- und Stirn-Massage (siehe S. 153ff)
b) Gb 19 (siehe S. 163)
c) Gb 20 (siehe S. 163)
d) LG 18 (siehe S. 164)
e) LG 19 (siehe S. 164)
f) LG 20 (siehe S. 164)

Ihre Wahl tragen Sie bitte in die beiden Kästchen ein:

Zur Selbstkontrolle notieren Sie, an welchen Tagen Sie aktiv waren:

Montag	Dienstag	Mittwoch	Donnerstag	Freitag	Samstag	Sonntag

Kopfschmerzen aufgrund von Ärger und Zorn
a) Sämtliche Präventiv-Massagen (ab S. 153–157)
b) LG 20 (siehe S. 164)
c) Gb 20 (siehe S. 163)
d) Gb 8 (siehe S. 162)
e) Di 4 (siehe S. 158)

Ihre Wahl tragen Sie bitte in die beiden Kästchen ein:

Zur Selbstkontrolle notieren Sie, an welchen Tagen Sie aktiv waren:

Montag	Dienstag	Mittwoch	Donnerstag	Freitag	Samstag	Sonntag

Kopfschmerzen wegen Energiemangel
a) Sämtliche Präventiv-Massagen (ab S. 153–157)
b) LG 20 (siehe S. 164)
c) Ni 1 (siehe S. 165)
d) Di 4 (siehe S. 158)
e) KG 6 (siehe S. 166)
f) KG 4 (siehe S. 166)
g) Ma 36 (siehe S. 166)

Leitfaden Chinesische Eigentherapie

Ihre Wahl tragen Sie bitte in die beiden Kästchen ein:

Zur Selbstkontrolle notieren Sie, an welchen Tagen Sie aktiv waren:

Montag	Dienstag	Mittwoch	Donnerstag	Freitag	Samstag	Sonntag

Sonstiges:
a) Energieton für die »Milz«: HU (siehe S. 145)
b) Energieton für die »Leber«: SCHÜ (HSÜ) (siehe S. 145)

Ihre Wahl tragen Sie bitte in die beiden Kästchen ein:

Zur Selbstkontrolle notieren Sie, an welchen Tagen Sie aktiv waren:

Montag	Dienstag	Mittwoch	Donnerstag	Freitag	Samstag	Sonntag

Sonderteil – Wenn Kinder sich den Kopf zerbrechen

Kinderkopfschmerz ist eine schwer zu diagnostizierende Erkrankung. Welche Mutter kommt schon auf Kopfschmerzen, wenn ihr Kind auf die Frage danach, wo es wehtut, auf den Bauch zeigt. Aber woran liegt das? Im Mutterleib war es für das Ungeborene relativ unwichtig, sich zu orientieren und ein konkretes Körpergefühl zu entwickeln. Diese frühkindliche »Orientierungslosigkeit« wird erst durch die körperlichen Erfahrungen nach der Geburt abgelegt, wenn das Kind lernt, sich in der Welt zurechtzufinden. Schmerz ist ein umfassendes Phänomen, und darum können ihn Kinder in den ersten Jahren nicht lokalisieren. Damit stehen nicht nur die Eltern, sondern auch die Mediziner vor einem Problem.

Trotzdem gibt es bei aufmerksamer Beobachtung Möglichkeiten, diesem gesundheitlichen Problem auf die Spur zu kommen. Spannungskopfschmerzen beschreiben die Kinder oft damit, dass sie das Gefühl haben, ihr Kopf wäre fest eingeschnürt. Der auftretende Schmerz kann drückend oder auch ziehend sein. Die kindliche Migräne kennt ebenfalls die Vorboten einer Attacke, die fast mit denen von Erwachsenen übereinstimmen. Auch bei den Kleinen kann es mit Bauchschmerzen beginnen, auf die Übelkeit, Schwindel und Erbrechen folgen. Im Gegensatz zur Migräne bei Erwachsenen schmerzt bei Kindern der ganze Kopf, nicht nur eine Seite.

Gerade Säuglinge reagieren ganzheitlich auf einen bevorstehenden Anfall. Intuitiv begeben sie sich in eine Schon- und Ruhehaltung und wollen sich mehr bewegen. Müdigkeit und eine Blässe der Haut in Verbindung mit einem roten Gesicht sind weitere Hinweise auf einen bevorstehenden Anfall. Außerdem können sie dann auch großen Durst und Hunger haben. Während der Attacke kommt es bei ihnen wie bei Erwachsenen zur Lärm- und Lichtsensibilität und auch zu Übelkeit mit Erbrechen.

In welchem Alter setzt Kinderkopfschmerz ein? Die einfache Antwort lautet: in jedem. Selbst Säuglinge können Migräne haben. Zurzeit geht man davon aus, dass 20 Prozent der Kinder im Vorschulalter unter Kopfschmerzen leiden. Im Schulalter hat schon jedes zweite Kind einmal Kopfschmerzen gehabt, und zwölf Prozent leiden unter Migräne.[23] Auch wenn die Diagnose der Erkrankung nicht leicht ist, liegen die Ursachen für das Leid dieser Kinder häufig in ihrem Lebenswandel. Viele Kinder bewegen sich zu wenig, verbringen zu viel Zeit vor dem Fernseher oder dem Computer, und auch in der Schule fehlt es häufig an Möglichkeiten zur körperlichen Aktivität.

Belastend und damit die Entstehung von Kopfschmerzen fördernd wirkt zudem eine falsche Ernährungsweise, z. B. unausgewogenes oder unregelmäßiges Essen. Der Rhythmus zwischen Nahrungsaufnahme und einer Ruhepause zur Verdauung kann sich bei diesen Kindern nicht einstellen. Beim Trinkverhalten sieht es ähnlich aus.

Der schulische Leistungsdruck, unter dem Kinder stehen, wird zudem oft noch durch die Eltern verstärkt. Dadurch leben viele Kinder in einer psychosozialen Stresssituation, zu der auch familiäre Probleme mit den Eltern oder Geschwistern verstärkend beitragen. Auch bei ihnen ist der Stress eine Ursache für das Entstehen oder Verstärken von Kopfschmerzen.

Die Folgen der Schmerzprägung zeigen deutliche Parallelen zwischen Erwachsenen und Kindern auf. Rückzug und Schonhaltung sollen dazu dienen, dem Schmerz »aus dem Weg zu gehen«. Wer sich aber so verhält, räumt ihm so viel Platz in seinem Denken ein, dass das Gehirn auf den Schmerz »programmiert« wird. Am Ende

---

23 Vgl. Anika Geisler, Constanze Löffler: Ratgeber Kinderkopfschmerz. In: Stern. gesund leben, 3/2008, S. 52f.

dieser negativen Lernphase steht ein verstärktes Schmerzempfinden. Der Rückzug erzeugt zudem häufig weitere Probleme, denn aus Angst vor eine Migräneattacke gehen viele Kinder nicht zur Schule. Doch das Verpasste muss nachgeholt werden. Damit schließt sich der Kreis zu Schulstress und Leistungsdruck, die wiederum Kopfschmerzen verursachen.

Auch eine psychosomatische Komponente spielt bei Kindern eine Rolle. Sind die Eltern für einen übertriebenen Leistungsdruck verantwortlich, setzt sich das Kind zur Wehr. Muss es dabei feststellen, dass es seinen Willen nicht durchsetzen kann, versucht es nicht selten, »mit dem Kopf durch die Wand« zu gehen. Dieses Anrennen kann im übertragenen Sinn zu einem schmerzenden Kopf führen. Eine ähnliche psychosomatische Verbindung ist auch bei Ohrenerkrankungen bekannt. Wenn Kinder im Rahmen der Erziehung lernen sollen, zu gehorchen und es ihnen zu viel wird, reagiert ihr Körper häufig mit einer Mittelohrentzündung auf diese Überforderung. In beiden Fällen verschafft sich das Kind durch eine Erkrankung Distanz zum Ereignis. Außerdem wird es fürsorglicher behandelt. Eltern, deren Kinder zu Kopf- oder auch Ohrschmerzen neigen, sollten hinterfragen, ob der Druck, den sie auf ihr Kind ausüben, nicht zu groß ist.

Auch der richtige Umgang mit dem Kinderkopfschmerz ist wichtig. Nichts schmerzt Eltern mehr als die Schmerzen, die ihr Kind erleidet. Eltern leiden mit ihren Kindern mit, denn die meisten Menschen haben Kopfschmerzen oder Migräne bereits am eigenen Leib erfahren. Wer Mitleid empfindet, gerät aber selbst unter Stress, weil er der Erkrankung hilflos gegenübersteht. Dieser Stress wiederum überträgt sich auf das Kind, die Kopfschmerzen werden stärker, ein Teufelskreis beginnt. Die Schmerzen zu ignorieren, ist sicherlich nicht der richtige Weg, aber auch übertriebene Fürsorge hilft nicht dabei, das Problem in den Griff zu bekommen.

Leitfaden Chinesische Eigentherapie

Was können Sie tun?

Bevor Sie Ihr Kind mit den folgenden Tipps behandeln, ist eine Klärung der Ursache der Schmerzen zwingend erforderlich.

Aufmerksamkeit bei allen Beteiligten kann Abhilfe schaffen. Wenn Ihr Kind alt genug ist, sollte es reflektieren können, ob nicht immer die gleichen Situationen Kopfschmerzen hervorrufen. Eltern sollten ähnlich verfahren. Was ging den Kopfschmerzen voraus? Wie war das Ernährungs- und Trinkverhalten an diesem Tag? Gab es Stressmomente, die das Kind erlebt hat?

Schaffen Sie in diesem Fall als Erste-Hilfe-Maßnahme Inseln der Ruhe im Umfeld Ihres Kindes. Schalten Sie den Fernseher oder das Radio aus. Vielleicht lesen Sie Ihrem Kind ein Märchen vor oder leiten es zu einer Fantasiereise an. Ablenkung und Distanz zum Schmerz kann auch eine spielerische Meditation schaffen. Leiten Sie Ihr Kind dazu an, die gesamte Aufmerksamkeit auf die Füße zu richten. Es soll sich vorstellen, wie es ist, im weichen und warmen Sand zu stehen oder über Gras oder Moos zu gehen. Die Konzentration auf die Temperatur oder die Beschaffenheit des Bodens reicht manchmal schon aus. Üben Sie regelmäßig mit Ihrem Kind diese Art der Wahrnehmungslenkung, auch und gerade in anfallsfreien Zeiten. Im »Notfall« fällt es Ihrem Kind dann leichter, sich auf das Gelernte zu konzentrieren.

Tragen Sie auch dafür Sorge, dass Ihr Kind Ruhezeiten, z. B. nach dem Essen, und ausreichend Schlaf bekommt. Ermuntern Sie Ihr Kind zu regelmäßiger Bewegung. Das kann in einem Verein stattfinden. Aber auch zu Hause gibt es Möglichkeiten zur körperlichen Aktivität, die je nach Alter und Bedürfnissen Ihres Kindes unterschiedlich sein können. Hierzu möchte ich Ihnen einige Beispiele geben:

Der Tanz der Gelenke

Ein lustiges Bewegungsspiel, bei dem Kinder viel Freude an der Bewegung haben, ist der »Tanz der Gelenke«. Für diese Übung stellen Sie sich folgendes Grundbild vor: Heften Sie in Gedanken Pinsel an Ihre Gelenke. Tauchen Sie diese Pinsel in Ihrem Geist in Farbe, und zeichnen Sie dann Formen oder Gebilde. Zeichnen Sie Kreise, Ovale oder Achten, was immer Ihnen gerade einfällt, und lassen Sie zu, dass sich Ihr Körper im Tanz Ihrer Gelenke mitbewegt. Genießen Sie die entspannenden Lockerungsbewegungen, sanfte, rhythmische Musik kann Ihr Körperspiel hervorragend begleiten.

Konzentrieren Sie sich zuerst auf die **Füße und Fußsohlen.** Heften Sie in Ihrer Vorstellung Pinsel an die Füße. Zeichnen Sie nun Ihre Bilder und Formen aus dem Fußgelenk heraus. Halten Sie sich dabei nicht an einer Form fest, sondern nutzen Sie das ganze Spektrum Ihrer Vorstellungskraft. Wechseln Sie nach einer Minute das Bein. Gehen Sie in sich, und spüren Sie, wie sich die Gelenke nun anfühlen.

Konzentrieren Sie sich danach auf die **Knie,** erfassen Sie sie mit Ihrem Inneren Auge. Geben Sie sich für eine Minute Ihren Bildern hin, zeichnen Sie sie, und wechseln Sie dann das Bein. Gern können Sie die Fußsohlen vom Boden abheben. Spüren Sie wieder nach. Wie fühlen sich Ihre Knie nach dem »Tanz« an?

Danach folgt der **Bauch.** Zeichnen Sie aus dem »Bauchgefühl« heraus, was auch immer Ihnen einfällt.

Nun wartet ein großes Gelenk auf die Aufforderung zum Tanz: das **Hüftgelenk.** Genießen Sie eine Minute lang oder auch mehr, wenn es Ihnen guttut, die bewusste Bewegung dieses zentralen Gelenks Ihres Körpers. Spüren Sie dann nach, wie der Tanz Ihrer Hüfte gutgetan hat.

Als Nächstes stellen Sie sich vor, dass Sie eine Bürste an Ihrem **Po** befestigen. Zeichnen Sie durch die Bewegungen des Pos Ihre Bilder und Formen.

Jetzt wird es wieder etwas schwieriger. Ziehen Sie eine Bürstenweste über, und malen Sie mit Ihrem **Rücken.** Wenn Sie nicht nur ganz kleine Formen zeichnen wollen, erfordert das Ihren ganzen Körpereinsatz. Lassen Sie geschehen, was Ihr Körper in diesem Moment geschehen lassen will.

Die Pinsel, die Sie nun an den Außenseiten der **Schultern** anbringen, sollten mindestens 30 Zentimeter lang sein. Lassen Sie sich von Ihren Bewegungen und der Musik tragen. Achten Sie darauf, was mit Ihren Schultern geschieht, und fühlen Sie nach.

Die Pinsel »wandern« nun weiter zu den **Ellbogen.** Konzentrieren Sie sich beim Zeichnen Ihrer Fantasiesymbole nur auf die Ellbogen, nicht auf die Schultern. Kommen Sie dann zur Ruhe, spüren Sie in Gedanken in die Ellbogen.

Die nächsten Tanzpartner sind die **Handgelenke.** Lassen Sie auch hier Ihre Seelenbilder mithilfe der Pinsel entstehen. Erleben Sie entspannende und schonende Bewegungen.

Zur Entspannung der Halsmuskulatur zeichnen Sie auch mit Pinseln an den **Ohren.** Ihre Bewegungen können auch denen einer orientalischen Tänzerin gleichen. Wenn Sie wirklich loslassen, werden Sie sich sicherlich auf diese anmutige Weise bewegen.

Setzen Sie dann die Pinsel am höchsten Punkt des **Kopfes** an. Zeichnen Sie, was immer Sie möchten, in den Himmel, und bewegen Sie Ihren Körper dazu. Spüren Sie nach, wie sich der Bereich der Halswirbelsäule nach dem »Tanz« anfühlt.

Zuletzt setzen Sie sich einen langen Pinsel auf die **Nase.** Mit diesem Übungsteil lässt sich die Halswirbelsäule sanft und schonend bewegen. Dieser gerade bei Stress sehr angespannte Bereich braucht zur Lockerung Bewegung. Beginnen Sie, Ihre Formen zu zeichnen, und denken Sie daran, dass Ihrer Kreativität keine Grenzen gesetzt sind. Zum Abschluss des »Tanzes der Gelenke« schreiben Sie einmal Ihren vollständigen Namen mit der Nase.

Nachdem Sie dies getan haben, spüren Sie in Ihren Körper hinein. Wie fühlen sich die einzelnen Gelenke an? Diese bewusste Wahrnehmung Ihres Körpers ist ein wichtiger Bestandteil des Übungsprogramms, denn sie vertieft die Wirkung der Übung.

Die Laute-Übung

Sie kennen das von sich selbst: Gerade, wenn Sie im Stress sind, geben Sie immer wieder einmal Laute von sich. Wächst die Anspannung oder hält sie lange an, können Sie beobachten, wie Sie immer wieder und häufiger kräftig ausatmen und dabei vielleicht den Laut »Ohh« aussprechen. Diese Laute bewirken, dass Ihre Anspannung nachlässt.

Diese Laute sind als heilende Laute bekannt. Sie finden ab S. 143 mehr zu diesem Thema. Auch Kinder können mit dem Aussprechen dieser Laute etwas gegen ihre Kopfschmerzen tun.

Der Funktionskreis »Leber« ist aufgrund seiner Wirkung und seines Verlaufs häufig an der Entstehung von Kopfschmerzen beteiligt. Wenn z. B. Wut auf diese Energiebahnen eingewirkt hat und daraus Kopfschmerzen resultieren, kann man dem Funktionskreis durch bewusstes Atmen in Verbindung mit dem Energieton SCHÜ (HSÜ) Linderung verschaffen. Leiten Sie Ihr Kind dazu an, diesen Laut als »SCH« oder »S« auszusprechen. Wenn Sie die Zungenränder seitlich hochklappen und eine Art Röhre formen, erhalten Sie einen »SCH«-Laut. Liegt die Zunge normal im Mund, hört sich der Laut eher wie ein »S« an. Lassen Sie Ihr Kind beide Varianten testen, damit es die für es angenehmste findet. Der »Ü«-Laut wird im Rachen durch das Öffnen des Rachenraums gebildet. Der Laut soll hörbar, aber ohne Vibration bei der Lautbildung, gesprochen werden. Wenn Ihr Kind schon etwas älter ist, machen Sie ihm den Atemvorgang bewusst. Die Kombination von Atmen und Energieton steigert den meditativen Aspekt der Übung. Lassen Sie Ihr Kind bestimmen, wie oft es den Laut wiederholen möchte.

Kopfmassage

Eine Anleitung zur Kopfmassage finden Sie ab S. 153. Für Kinder gelten die gleichen Regeln wie für Erwachsene. Ich rate Ihnen dazu, den Effekt der Massage durch Mentaltraining zu unterstützen. Sätze wie »ich streiche die Schmerzen weg« oder »ich wasche den Schmerz ab« haben eine zusätzliche positive Wirkung.

Lachen

Die 43 Muskeln des Gesichts schaffen es nicht nur, über 10.000 unterschiedliche Gesichtsausdrücke hervorzurufen. Ein Lächeln strahlt den gesamten Körper positiv an und sorgt für Ablenkung. Wer es schafft, zu lachen, wird nicht an die Schmerzen denken. Bringen Sie Ihr Kind zum Lachen, indem Sie sich gemeinsam an eine lustige Begebenheit erinnern oder ein freudiges Ereignis in die Gedanken zurückzurufen. Das verdrängt den Kopfschmerz. Sorgen Sie für Fröhlichkeit, denn die »Kopfapotheke« produziert dann verstärkt schmerzhemmende Wirkstoffe.

Wie bei allen Übungen sollten Sie auch das Ritual des Lachens in schmerzfreien Zeiten üben. Außerdem vermitteln Rituale Ihrem Kind Sicherheit. Unbewusst wird sich der Organismus an das erinnern, was er in einer schmerzfreien Zeit gelernt und darum positiv erfahren hat. Dieses intuitive Wissen erleichtert ihm den Weg in die Schmerzfreiheit.

Reden hilft

Entlasten Sie außerdem regelmäßig die Seele Ihres Kindes. Geben Sie ihm Zeit und Raum, seinen Gedanken und Gefühlen freien Lauf zu lassen. Vermeiden Sie es, wie bei Schmerz allgemein, dem Thema zu viel Platz einzuräumen. Denken Sie an die kleinen Veränderungen in der Wortwahl, durch die Sie Ihren Alltag entstressen können.

Für die Ansprache Ihres Kindes würde das beispielsweise bedeuten, dass Sie »wir müssen reden« durch »mich würde interessieren« ersetzen. Damit zeigen Sie Interesse, und die Neugier Ihres Kindes wird geweckt. Es wird Spaß daran haben, sich mitzuteilen, und es freut sich auf das Gespräch. Dann ist die Stimmung gelockert. Jetzt kann sich Ihr Kind ganz entspannt den Ärger und die Probleme von der Seele reden und damit Kopfschmerzen vorbeugen.

Fachchinesisch

Zur Erleichterung der Arbeit mit diesem Buch habe ich alle hier verwendeten Fachbegriffe der chinesischen Medizin in Kurzform erläutert.

Angst	Emotion, die dem Funktionskreis »Niere« und dem Element Wasser zugeordnet ist
Akupressur	Methode der Traditionellen Chinesischen Medizin (TCM) zur Beeinflussung des Energiehaushalts, die ausgesuchte Punkte mithilfe von Drücken und Massage stimuliert
Akupunktur	Methode der TCM, die ausgesuchte Punkte durch Stechen stimuliert
Akupunkturpunkte	Über diese Punkte lässt sich die Energie im Körper beeinflussen.
bitter	Geschmack, der dem Funktionskreis »Herz« und dem Element Feuer zugeordnet ist
Blasen-Meridian	Er ist ein Yang-Fuß-Meridian und ein Teil des Funktionskreises »Niere«. Therapeutische Bedeutung: Kopfschmerzen, Augenerkrankungen, Rückenschmerzen, Rheuma
»Blut«	siehe »Xue«
Dantien	Der Begriff steht für »Energiezentrum«, auch Zinnoberfeld genannt. Es existieren fünf Energiezentren, die im Oberkörper verteilt sind.
Dickdarm-Meridian	Er ist ein Yang-Hand-Meridian und ein Teil des Funktionskreises »Lunge«. Therapeutische Bedeutung: Erkältung, Bauch- und Zahnschmerzen, Verdauungsprobleme
Dreifacher-Erwärmer-Meridian	Er ist ein Yang-Hand-Meridian und der Partnermeridian des Herzbeutel-Meridians. Er versorgt den Brust-, den Ober- und den Unterbauchraum mit Energie. Therapeutische Bedeutung: Kopfschmerzen, Migräne, Hörstörungen, rheumatische Beschwerden

Dünndarm-Meridian	Er ist ein Yang-Hand-Meridian und ein Teil des Funktionskreises »Herz«. Therapeutische Bedeutung: Hörstörungen, rheumatische Beschwerden, Stoffwechselerkrankungen, Schulter- und Nackenschmerzen
Dumai	siehe Lenkergefäß
Einflüsse	Die sechs klimatischen Einflüsse sind Trockenheit, Hitze, Feuchtigkeit, Wind, Kälte und Sommerhitze.
Ernährungsrhythmus	Dies ist eine Bewegungsrichtung, die innerhalb der Fünf-Elemente-Wandlungsphasen existiert. Ernährung bedeutet vereinfacht die Stärkung des folgenden Funktionskreises.
Freude	Emotion, die dem Funktionskreis »Herz« und dem Element Feuer zugeordnet ist
Fünf Elemente	ein System, das die natürlichen Abläufe und Zusammenhänge in der Natur und im Menschen beschreibt
Funktionskreis	Der Mensch hat fünf Funktionskreise. In jedem Funktionskreis sind jeweils zwei Meridiane, die in einem besonderen Verhältnis zueinander stehen, in einer Einheit zusammengefasst.
Gallenblasen-Meridian	Er ist ein Yang-Fuß-Meridian und ein Teil des Funktionskreises »Leber«. Therapeutische Bedeutung: Kopfschmerzen, Hörstörungen, Fieber
Grübeln	Emotion, die dem Funktionskreis »Milz« und dem Element Erde zugeordnet ist
»Herz«	Der Funktionskreis ist für die Gefäße, das »Blut«, für Bewusstsein und Verstand zuständig.
Herzbeutel-Meridian	Er ist ein Yin-Hand-Meridian und der Partnermeridian des Dreifacher-Erwärmer-Meridians. Er ist auch als Perikard- oder Kreislauf-Meridian bekannt. Therapeutische Bedeutung: Kreislauf- und Durchblutungsprobleme, Herzrasen und Herzangst
Herz-Meridian	Er ist ein Yin-Hand-Meridian und ein Teil des Funktionskreises »Herz«. Therapeutische Bedeutung: Herzprobleme, Schlaflosigkeit und Depression
Jing	Diese Essenz zählt zu den Körpersäften. Körperlich wird Jing als der Samen des Lebens angesehen, geistig entspricht es der Kreativität. Es bildet die Grundlage des körperlichen Yin-Yang-Verhältnisses und stammt aus dem Funktionskreis »Niere«.

Kontrollrhythmus	Dies ist eine Bewegungsrichtung, die innerhalb der Fünf-Elemente-Wandlungsphasen existiert. Kontrolle bedeutet vereinfacht, dass auf die überschießende Energie eines Funktionskreises eingewirkt werden kann.
Konzeptionsgefäß	Es wird auch als das »Meer des Yin« oder als Renmai bezeichnet. Therapeutische Bedeutung: Asthma, urologische Erkrankungen und Schwäche
»Leber«	Der Funktionskreis ist für die Bewegung von Qi und »Blut« zuständig.
Leber-Meridian	Er ist ein Yin-Fuß-Meridian und ein Teil des Funktionskreises »Leber«. Therapeutische Bedeutung: urologische Störungen, Leberprobleme, Hexenschuss
Lenkergefäß	Es wird auch als das »Meer des Yang« oder als Dumai bezeichnet. Therapeutische Bedeutung: Wirbelsäulenprobleme, Kopfschmerzen und Verspannungen der Rückenmuskulatur
»Lunge«	Der Funktionskreis ist für das Qi, besonders für das Abwehr-Qi, zuständig.
Lungen-Meridian	Er ist ein Yin-Hand-Meridian und ein Teil des Funktionskreises »Lunge«. Therapeutische Bedeutung: Infektanfälligkeit, Erkrankung der Atemwege, Schmerzen im Bereich der Schulterblätter, Beklemmungsgefühle
Magen-Meridian	Er ist ein Yang-Fuß-Meridian und ein Teil des Funktionskreises »Milz«. Therapeutische Bedeutung: Magenprobleme, vegetative Störungen, Ödeme
»Milz«	Der Funktionskreis ist für die Umwandlung und das Verteilen der Nahrung sowie die Bildung des »Blutes« und die Verbreitung des »Blutes« im Körper zuständig.
Milz-Meridian	Er ist ein Yin-Fuß-Meridian und ein Teil des Funktionskreises »Milz«. Therapeutische Bedeutung: Magenprobleme, Kreislaufstörungen, hormonelle Beschwerden, Durchblutungsstörungen
Mutter-Sohn-Prinzip	Dies ist eine andere Bezeichnung für den »Ernährungsrhythmus«.

Nachdenken	Emotion, die dem Funktionskreis »Milz« und dem Element Erde zugeordnet ist
»Niere«	Der Funktionskreis ist für die Reproduktion, das Wachstum und die Geburt sowie für die Knochen zuständig.
Nieren-Meridian	Er ist ein Yin-Fuß-Meridian und ein Teil des Funktionskreises »Niere«. Therapeutische Bedeutung: Hörstörungen, Asthma, Lungen- und Kreislaufprobleme
Qi	Dies ist die Lebensenergie, auch Vitalkraft oder Atem genannt. Es existieren elf Formen des Qi.
Qigong	Oberbegriff für Methoden, die auf das Qi einwirken und mit dem Qi arbeiten
Renmai	siehe Konzeptionsgefäß
salzig	Geschmack, der dem Funktionskreis »Niere« und dem Element Wasser zugeordnet ist
sauer	Geschmack, der dem Funktionskreis »Leber« und dem Element Holz zugeordnet ist
scharf	Geschmack, der dem Funktionskreis »Lunge« und dem Element Metall zugeordnet ist
süß	Geschmack, der dem Funktionskreis »Milz« und dem Element Erde zugeordnet ist
Trauer	Emotion, die dem Funktionskreis »Lunge« und dem Element Metall zugeordnet ist
Wut	Emotion, die dem Funktionskreis »Leber« und dem Element Holz zugeordnet ist
Xue	Der Begriff wird vereinfacht mit Blut übersetzt. Es handelt sich dabei um das Plasma, aber auch um Qi, das sich in substanzieller Form im Xue wiederfindet.
Yin und Yang	Dieses Denkmodell beinhaltet die Prinzipien des Menschen und der Natur in Relation zueinander.
Zorn	Emotion, die dem Funktionskreis »Leber« und dem Element Holz zugeordnet ist

Übungsverzeichnis

Qigong

Den Atem fließen lassen 135ff
Das innere Qi beruhigen 138ff
Meridiangymnastik »Milz« 140
Meridiangymnastik »Leber« 141
Das innere Lächeln 142
Organlächeln für die »Milz« 142f
Organlächeln für die »Leber« 142f

Entspannung

Die Energie im Körper zum Fließen bringen (Energiekreislauf) 147ff
Die weiche Methode des Atemanhaltens 149ff
Selektive Entspannung 151f

Selbstmassage und Akupressur

Kopfmassagen zur Prävention 153–157
Akupressur, nach dem Ort des Auftretens der Schmerzen gesehen 157–165
Akupressur, nach den Auslösern der Schmerzen gesehen 165ff

Sonstiges

Energieton für »Milz« und »Leber« 143ff

Register

Abwehrenergie: 169
Abwehrhaltung: 42
Abwehr-Qi: 85
Abwehrstrategien: 40
Affirmationen: 69
Akupressur: 116, 152
Akupunkturpunkte: 81, 116. 152
Allergie: 31
Angst: 19, 97
Apathie: 39
Ärger: 51, 55
Aufnahmekapazität: 22
Aufnehmende Leitbahn: 104
Auge: 21, 149
Augen-, Schläfenmassage: 153
Aura: 24

Begeisterung: 37
Bitter: 78
Blasen-Meridian: 93, 135

Clusterkopfschmerzen: 18

Das innere Lächeln: 142
Den Atem fließen lassen: 136
Diagnose: 123
Dickdarm-Meridian: 82, 84

Dreifacher-Erwärmer-Merdian: 99

Emotionen: 9, 87, 133
Energie: 80, 107, 133
Energiemangel: 8, 130, 134
Entspannung: 17, 69, 138
Enttäuschung: 39
Entwertung: 43
Ernährung: 73, 118, 129
Erschöpfung: 49
Essenz Qi: 108

Ganzheit: 73
Glaubenssätze: 68

Handlungsplan: 56
Herzbeutel-Meridian: 98
Hinterkopfmassage: 157
Hippokrates: 9, 26
Historische Behandlungsmethoden: 26
Hören: 41, 53, 71

Ideenwerkstatt: 48, 55
Immunsystem: 12
Infektionsanfälligkeit: 49
Informationen: 10, 139
Innere Unruhe: 126, 164
Innerer Widerstand: 41

Intelligenz: 13, 15
Intelligenzbestie Mensch: 13
Ironie: 42

Kältesymptome: 124
Kinderkopfschmerz: 189
Klimatische Einflüsse: 78
Konzentrationsstörungen: 102
Konzeptionsgefäß: 104, 147
Kopfsache: 7
Kopfschmerzen: 19, 25, 66

Lachen: 196
Langschläfer: 12
Leber-Meridian: 101, 131
Leitbahn der Steuerung: 105
Lenkergefäß: 105
Lernwege: 15
Lethargie: 39
Lungen-Meridian: 81, 101

Makrokosmos: 73, 107
Männliches Prinzip: 75
Meditation: 66, 111, 115
Mentaltraining: 67
Meridiane: 80, 120, 145
Meridian-Gymnastik: 140, 141
Migräne bei Frauen: 23
Migräne: 20
Mikrokosmos: 73, 78, 107
Milz-Meridian: 86, 89
Misstrauen: 41

Müdigkeit: 49, 189
Musik: 16, 59, 193
Mutterleib: 11, 108, 189

Nase: 28, 83
Neutrale Lebensmittel: 119
Nierenfunktionskreis: 135
Normaler Kopfschmerz: 18

Ohr: 50, 89, 96

Panik: 106
Parasympathikus: 76

Qi: 76, 107, 112
Qigong: 107, 110, 112

Regelbeschwerden: 104, 171
Reizbarkeit: 20, 101

Salzig: 11, 120
Sarkasmus: 42
Sauer: 78, 120
Scharf: 78, 121, 171
Scheitelkopfschmerzen: 133, 161, 166
Scheitelmassage: 156
Schläfenkopfschmerzen: 133, 160
Schleim: 130
Schmerzmittelkopfschmerzen: 21
Schokoladentorte: 117
Seele: 43, 70, 123
Sehen: 24, 41, 107
Sekundärer Kopfschmerz: 21
Selbstgespräche: 69
Sexualität: 25

Sinne: 9, 82
Sinnesorgan: 10, 86, 99
Stagnation: 38
Stillstand: 38
Stimmungsschwankungen: 45, 49, 102
Stirnkopfschmerzen: 133
Stress: 19, 31, 43
Stressauslöser: 33
Stressphasen: 37
Stressresistenz: 54
Süßes: 20, 117

TCM: 55, 76, 168
Terminverschiebungen: 41

Ungewöhnliche Körperreise: 80
Verminderte Belastbarkeit: 46
Verminderte Belastbarkeit: 46
Vorstellungskraft: 63, 76, 112

Wahrnehmung: 9, 194
Wärmesymptome: 125
Weibliches Prinzip: 75
Wei-Qi: 108
Wille: 10, 63 77
Wut: 35, 103, 195

Yang: 74, 91, 112
Yang-Lebensmittel: 119
Yin: 74, 105, 125
Yin-Lebensmittel: 118

Zorn: 35, 103
Zunehmende Infektanfälligkeit: 49

Zunge: 91, 125, 195
Zynismus: 42

Literaturverzeichnis

Blech, Jörg: Die Heilkraft der Mönche. In: Der Spiegel Nr. 48/2008.
Coué, Émile: Die Selbstbemeisterung durch bewusste Autosuggestion. 278.–287. Tausend der deutschen Ausgabe. Basel 2005.
Engelmeier, Peter W. & Rick, Susanne: Wer die Wahrheit sagt, braucht ein schnelles Pferd. Der Zitatenschatz für alle, die etwas zu sagen haben. Berlin 2008.
Geister, Anika: Die Höllen-Zone. In: Stern. gesund leben. Nr. 3/2008.
Geisler, Anika & Löffler, Constanze: Ratgeber Kinderkopfschmerz. In: Stern. gesund leben, 3/2008.
Geister, Anika: Unheilvolle Kaskade. In: Stern. gesund leben. Nr. 3/2008.
Hackenbroch, Veronika & Thimm, Katja: Volkskrankheit Schmerz. In: Der Spiegel 36 /2008.
Hempen, Carl-Hermann: dtv-Atlas zur Akupunktur. Tafeln und Texte. München 1995.
Herr, M. & Junge, S. & Palu, Daniele & Schön, Frederike Schön: Die seltsamen Wege der Intelligenz. In: Welt der Wunder. Nr. 4/2008, S. 61.
Herr, Mirko & Ramos, Nuno: Die unveränderbaren Regeln der Zeit. In: Welt der Wunder. 3/2009.
Jiao, Guorui: Qigong-Yangsheng. Gesundheitsfördernde Übungen der traditionellen chinesischen Medizin. 2.Auflage. Uelzen 1988.
Junge, S. & Palu, Daniele & Schön, Frederike Schön: Selbstheilung. Die geheime Macht in uns. In: Welt der Wunder, 2/2007.
Krach, Niels: Ch'i-Energie im Menschen. Arbeitshypothesen über das Wesen der Akupunktur. Uelzen 1978.
Leconte, Marianne: Die Yin-Yang-Diät. In bester Verfassung zum Idealgewicht. Abnehmen nach alter chinesischer Methode. Hamburg 1989.
Molcho, Samy: Körpersprache im Beruf. München 1997.
Müller, Torben: Therapiekompass Alternativmedizin. In: Stern. Gesund leben. Nr. 6/2007.
Ohashi, Wataru: Körperdeutung. Östliche Diagnose und Therapie. Darmstadt 2005.
Palu, Daniele: Die Charakterschmiede. In: Welt der Wunder. 1/08.
Palu, Daniele & Schön, Friederike: Die 7 Geheimcodes des Schmerzes. In: Welt der Wunder 2/08.
Schön, Friederike: Wie verführt uns das Gehirn. In: Welt der Wunder 12/2007.
Schönberger, Birgit: Die Aura – Wenn Migräne Bilder malt. In: Stern. gesund leben. Nr. 3/2008.
Schnurr, Eva-Maria: Heilkraft der Gedanken. In: Stern. gesund leben. 3/2008.
Stiefvater, Erich W. & Ilse R.: Chinesische Atemlehre und Gymnastik. 3., erweiterte Auflage. Heidelberg 1985.
Wagner-Link, Angelika: Aktive Entspannung und Streßbewältigung. Wirksame Methoden für Vielbeschäftigte. Renningen-Malmsheim 1996.
Wang, Qin: Gesund durch chinesische Medizin. Vorsorge und Selbsthilfe mit Qigong, Ernährung und Akupressur. Bearbeitet von Roland Pietsch. Heidelberg 1994.

Frank Seefelder,
Jahrgang 1959,
lebt in Frankfurt und arbeitet
als TCM-Lehrer, Seminarleiter
und Dozent.

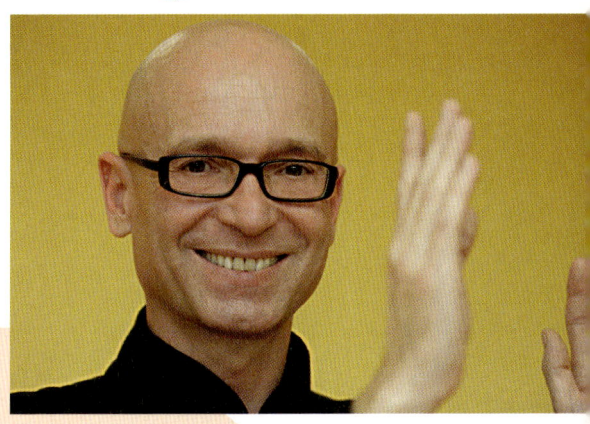

Sie wollen ein Seminar besuchen oder veranstalten? Sie haben Fragen?
Besuchen Sie den Autor auf seiner Homepage:

www.frankseefelder.de

Haftungsausschluss

Die Angaben sowie die vorgeschlagenen Methoden und Mittel zur Selbsthilfe wurden vom Autor nach bestem Wissen zusammengestellt. Die Inhalte wurden mit größter Sorgfalt geprüft. Fehler können trotzdem nicht vollständig ausgeschlossen werden. Inhaltliche Fehler eröffnen keinen Haftungsanspruch gegen den Autor oder den Verlag. Beide übernehmen daher keine Garantie.

Die Inhalte dieses Werkes sind keine Heilzusagen und ersetzen in keinem Fall die Diagnose und Therapie von Erkrankungen und anderen körperlichen Störungen durch einen Arzt oder Heilpraktiker. Autor und Verlag distanzieren sich daher ausdrücklich von Heilaussagen und Heilversprechen. Die beschriebenen Methoden und Ernährungsvorschläge sind kein Therapieersatz. Besonders die Darstellung der chinesischen Diagnose dient nur der Information und ist keine Ferndiagnose.

Alle Informationen sollen Ratsuchenden eine unverbindliche Hilfe sein und können eine Therapie begleiten. Jeder Benutzer wird allerdings angehalten, ein Risiko sorgfältig für sich selbst zu prüfen beziehungsweise die Unbedenklichkeit für diesen Einzelfall durch Konsultation eines Arztes überprüfen zu lassen.

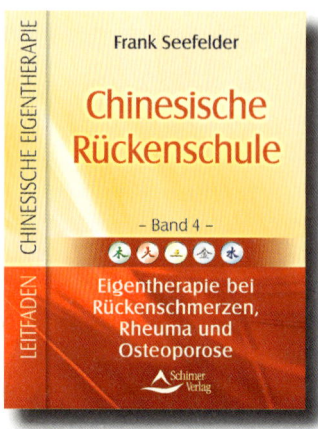

224 S., Paperback,
durchgängig farbig bebildert
ISBN 978-3-89767-867-5

Frank Seefelder
Chinesische Rückenschule
Eigentherapie bei Rückenschmerzen, Rheuma, Osteoporose

In diesem Buch vermittelt Ihnen der Autor die Zusammenhänge zwischen Schmerzen des Bewegungsapparats und Stress, denn die Psychosomatik spielt gerade bei Rückenschmerzen eine große Rolle. Häufig sind diese Beschwerden ein Ausdruck unseres seelischen Zustands, sie zeigen uns, dass nicht nur unser Rücken zu stark belastet wird. Durch eine Veränderung Ihrer Lebensweise können Sie dem negativen Einfluss von Stress vorbeugen und Ihren Gesundheitszustand positiv beeinflussen. Spezielle Eigentherapievorschläge aus der Traditionellen Chinesischen Medizin, die ganz auf die Bedürfnisse der Betroffenen ausgerichtet sind, bilden den Schwerpunkt des umfangreichen Anwendungsteils dieses Buches. Der Autor bietet Ihnen zahlreiche bewährte und alltagstaugliche Übungen und andere praktische Tipps, mit deren Hilfe Sie Ihre Selbstheilungskräfte aktivieren können. Lernen Sie die vielfältigen Möglichkeiten kennen, Ihre Beweglichkeit nachhaltig verbessern und wieder zu einem schmerzfreien Alltag zu gelangen.

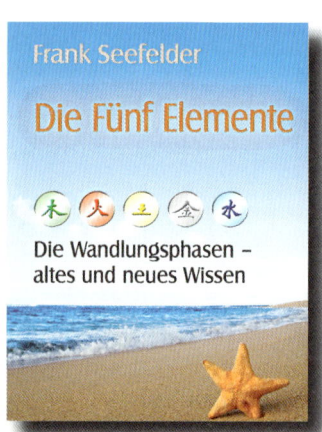

240 S., Paperback,
farbig bebildert
ISBN 978-3-89767-704-3

Frank Seefelder
Die Fünf Elemente
Die Wandlungsphasen – altes und neues Wissen

Die Lehre der Fünf Elemente ist ein fundamentaler Bestandteil der chinesischen Philosophie und der Traditionellen Chinesischen Medizin (TCM). Das Zusammenspiel der Elemente Metall, Wasser, Holz, Feuer und Erde bestimmt fast alle Aspekte auf körperlicher wie auf seelischer Ebene.

Aus der langjährigen Praxiserfahrung Frank Seefelders ist dieses Grundlagenwerk entstanden, das Sie wie ein kleines Kompendium leicht verständlich und dennoch gründlich in die Lehre der Wandlungsphasen einführt. Es erläutert umfassend die ganzheitlichen Bezüge zwischen den Elementen und den Meridianen, den Sinnen, Farben, Wesenszügen, den chinesischen Sternzeichen sowie möglichen körperlichen und mentalen Problemen. Durch Selbstanalysetests können Sie sehr einfach feststellen, in welchem Bereich Sie Ihre Energien ausbalancieren können. Sie sind damit in der Lage, Ihre Gesundheit zu stärken, an Selbstsicherheit zu gewinnen und tiefe Einblicke in Ihre momentane Situation zu erhalten.